北京协和医院专家

高血压

饮食调养一本就够：
稳血压 头不晕 防中风

主编 陈伟

北京协和医院肠外肠内营养科副主任医师
副教授、硕士生导师

全国百佳图书出版单位

化学工业出版社

·北 京·

编写人员名单

陈 伟	刘红霞	牛东升	李青凤	石艳芳	石 沛	余 梅	熊 珊	张金华
李 迪	石玉林	樊淑民	谢铭超	王会静	陈 旭	王 娟	徐开全	杨慧勤
卢少丽	张 瑞	崔丽娟	季子华	吉新静	石艳婷	陈进周	李 丹	逯春辉
李 鹏	李 军	张 伟	高 杰	高 坤	高子珺	杨 丹	李 青	梁焕成
戴俊益	李明杰	霍春霞	高婷婷	李 利	赵永利	高 赞	高志强	高金城
邓 晔	常玉欣	黄山章	侯建军	李春国	王 丽	袁雪飞	张玉红	张景泽
张俊生	张辉芳	赵金萍	石 爽	王 娜	金贵亮	程玲玲	段小宾	

图书在版编目（CIP）数据

高血压饮食调养一本就够：稳血压 头不晕 防中风/陈伟主编.
—北京：化学工业出版社，2016.6（2025.3重印）
ISBN 978-7-122-27036-8

Ⅰ.①高…　Ⅱ.①陈…　Ⅲ.①高血压－食物疗法　Ⅳ.①R247.1

中国版本图书馆CIP数据核字（2016）第100061号

责任编辑：贾维娜　杨骏翼　　　　文字编辑：王新辉
责任校对：程晓彤　　　　　　　　装帧设计：悦然文化

出版发行：化学工业出版社（北京市东城区青年湖南街 13 号　邮政编码 100011）
印　　装：北京宝隆世纪印刷有限公司
710mm×1000mm　1/16　印张 14　字数 250 千字　2025 年 3 月北京第 1 版第 10 次印刷

购书咨询：010-64518888　　　　　　售后服务：010-64518899
网　　址：http://www.cip.com.cn

定　　价：32.80元　　　　　　　　　　　　版权所有　违者必究

别怕！高血压可防可控

　　高血压是一种全球范围内的常见病，目前，我国的高血压病患者已经达到 1.6 亿，而且有越来越年轻化的趋势。

　　高血压除了疾病本身带给人们的伤害以外，更可怕的是，它从不单兵作战，总是与肥胖、高血脂、高血糖等同时存在，一旦任由其发展，会引发一系列并发症，牵连全身脏器！

　　高血压是一种生活方式病，其发病原因主要是不健康的生活方式，因此，对待高血压最该有的态度就是：病没来的时候，防病；病来了别怕病，积极治疗以控制病情。

　　预防高血压，重点在于改变不良的生活习惯，培养健康的心理，合理运动，定期监测血压，一旦发现问题及时纠正。对于那些已经患了高血压的患者，则要树立信心，积极行动起来，提高生活品质。

　　高血压的防与控，饮食是基础。任何年龄层的高血压患者，都需要饮食治疗，这是一切治疗的基础。本书就是立足于饮食，揭开了一日三餐控制血压的秘密。

　　本书分别介绍了高血压的基本常识，总的饮食原则，早、中、晚三餐的具体饮食安排，几十种家常食材的降压吃法，以及高血压常见并发症和特殊人群的饮食调理，内容立体、方法细致独特，可作为高血压患者的饮食指导书。

　　低盐低脂饮食、多吃蔬菜和水果、不吸烟饮酒等，这些好的饮食习惯，对于高血压患者极其有益，是值得终生坚持的。

2016 年春

目录

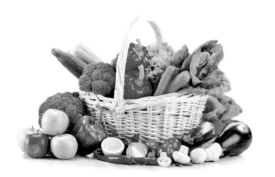

Part 4

什么都能吃
关键是怎么吃

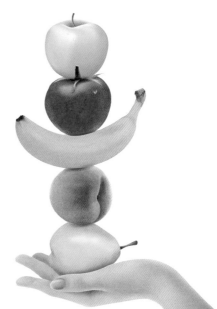

Part 5

高血压并发症三餐调养

Part 6

高血压特殊人群的三餐调养

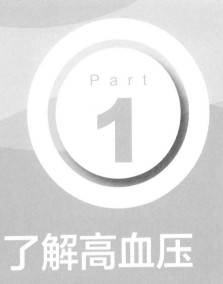

Part

1

了解高血压

如何早发现高血压

及早发现才能及早治疗

很多高血压患者在早期无明显的症状，也正因为这一点高血压获得了"隐形杀手"的称号。如果能及早发现病情，甚至在血压偏高的时候就能引起足够的重视，就可以及时预防、尽早治疗，对于病情的控制具有非常重要的价值。血压越高，中风的危险越高，大约有 40%~50% 的中风是高血压引起的，因此控制好高血压也能很大程度上阻止中风的发生。

了解高血压的诊断

《中国高血压患者教育指南》定义，在未使用降压药的情况下，非同一天测量 3 次上肢血压，收缩压（即常说的"高压"）高于 140 毫米汞柱和（或）舒张压（即"低压"）高于 90 毫米汞柱定为高血压。高血压依据轻重程度分为 1 级、2 级、3 级三个级别。

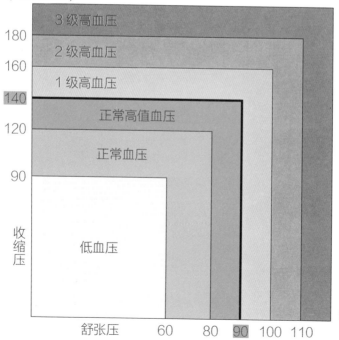

定期体检，时常测量血压

要养成定期进行体检的习惯，经常测量血压，尤其是有高血压家族史者。测量时，既可以去医务室、社区医疗中心请专业医护人员测量，也可以自测，如购买测血压仪器，自己在家测量血压。

出现轻微的头痛、头晕、烦躁、失眠等不适症状，也应及时测量血压，并到医院及时就诊。此外，无论男女，最好在35岁之后开始定时体检、测血压。

高血压的主要症状

头痛

头痛是高血压的常见症状，也是发现高血压的重要线索。头痛多为搏动性的胀痛或持续性的钝痛，严重者甚至有炸裂性的剧痛。常在早晨睡醒时发生，起床下地活动及饭后逐渐减轻，疼痛部位多在后脑和太阳穴附近。

头晕

头晕也是高血压的常见症状。有时是一过性的，如在突然站起或蹲下时出现；有些是持续性的，患者头部有持续性的沉闷及不适感。

耳鸣

高血压患者耳鸣持续时间较长，耳鸣时感觉响声如蝉鸣，或脑中"嗡嗡"作响。

手脚麻木

常见手指和脚趾麻木、皮肤有如虫子爬行或背部肌肉紧张酸痛等症状，部分严重患者还会感觉手指不灵活。

注意力不集中，记忆力减退

早期多不明显，但随着病情发展而逐渐加重。表现为注意力容易分散，近期记忆力减退，很难记住近期所发生的事情。

烦躁、心悸、失眠

高血压患者大多性情较为急躁，遇事敏感、易激动。高血压导致的心肌肥大、心室扩张等都会使心脏功能不正常，出现心悸症状。失眠多为入睡困难或早醒，做噩梦，睡眠不实、易惊醒。

出血

高血压患者的出血症状，以鼻出血为多见，其次是眼底出血、结膜出血和脑出血。

肾脏病变

长期高血压可导致肾小动脉硬化，还可出现尿频、尿蛋白等症状。

 大医生悄悄告诉你

原发性高血压和继发性高血压

高血压按病因可以分为原发性高血压和继发性高血压。原发性高血压的发病原因不甚明了，占高血压患者总数的90%以上。继发性高血压是由其他疾病引起的高血压，最常见的是由内分泌疾病和肾脏疾病引起的。

高血压爱找上哪些人

几类常见的高血压易感人群

超重和肥胖的人

肥胖使心脏负担加大、血管阻力增加，因此容易发生高血压。体重越重，患高血压的危险性也越大。

有高血压家族史的人

如果父母无高血压，那么子女患高血压的机会只有3.1%；而父母一方有高血压，子女患高血压的概率就增加到28%；如果父母均有高血压，则子女患高血压的概率将增加到46%。

老年人

在生长发育过程中，人的血压也有相应的变化。一般而言，年龄越大，患高血压的概率也就越高，且以收缩压的增高更为普遍。

情绪波动大的人

人在情绪改变时，体内会产生一些特殊物质，如肾上腺素、儿茶酚胺、血管紧张素等，这些物质会使血管痉挛，导致血压增高。

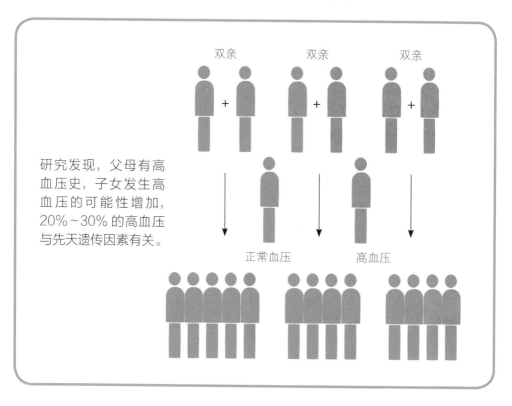

研究发现，父母有高血压史，子女发生高血压的可能性增加，20%~30% 的高血压与先天遗传因素有关。

双亲　　双亲　　双亲

正常血压　　高血压

大量饮酒的人

酒精会加快心脏节律，甚至诱发心房颤动和心脏射血，导致血压升高。

吸烟的人

烟雾中的有害物质，会增加血液的黏稠度和血流阻力，从而使血压升高。

长期精神过度紧张的人

研究发现，长期工作劳累、精神紧张、睡眠不足、焦虑或抑郁的人易患高血压。

服用某些药物的人

服用一些药物可能会引起血压升高，如口服避孕药、非固醇类抗炎药等，停药一段时间后，血压会恢复正常。

阻塞性睡眠呼吸暂停综合征患者

至少 30% 的高血压患者合并阻塞性睡眠呼吸暂停综合征，45%～48% 的阻塞性睡眠呼吸暂停综合征患者患有高血压。

压力大的男性要多关注血压

精神压力是高血压的一大诱因，由于男性的社会压力大，而且吸烟人数多，使男性患高血压的概率更高，因此，男性应更多地关注自己的血压，经常测量血压，要随时了解自己的血压情况，尤其是 40 岁以上的男性。同时，男性要学会调节自己的心情，建立并保持良好的生活习惯。

更年期女性血压容易变高

更年期女性需要注意自己的血压变化，由于年龄增长，血管弹性降低、动脉硬化程度增加，血压会随之增高。此外，更年期女性出现自主神经功能紊乱、内分泌失调等生理变化，导致情绪波动较大、睡眠不足，也容易造成血压波动。要注意养成健康的生活习惯，保持稳定的情绪。

 大医生悄悄告诉你

长期便秘也易使血压升高

排便时用力使劲，会使心跳加快，心脏收缩加强，心搏出量增加，使血压突然升高。长期下来，血管压力加大，也容易患上高血压。建议便秘患者平时应适当多吃一些富含纤维素的食物，早晨喝些温开水以促进排便，并养成定时排便的习惯，保证大便通畅。

警惕假性高血压和隐性高血压

高血压有一些特殊形式，有的是在特定情况下血压高，有的则不易被发现，对于这些特殊情况需要提高警惕，及早干预。

假性高血压管理不好也会发展成高血压

有一些人在医院测血压的时候显示血压升高，可是回到家里 24 小时动态血压监测又显示正常，这就是假性高血压，也称"白大衣高血压"。这样的血压升高主要是由于心情紧张导致的。

虽然假性高血压不算真正意义上的高血压，但也是中间状态，这类人群如不加以重视就可能转换成高血压。因此应该尽早干预，采用调整生活习惯、限盐、有氧运动、减少不良情绪刺激等非药物治疗手段。

隐性高血压更可怕

与"白大衣高血压"相反，隐性高血压具有藏匿性，通常表现为医院检测显示正常，但是家中自测或做动态血压检测时，显示血压升高。目前，我国隐性高血压的患病率高达 16.8%，其中成人约 19%，儿童约 7%。由于病情的隐性特征，不易被发现，患者不能得到及时的治疗，则会更易且更快地发展成为持续性高血压，进而引发动脉硬化、左心室肥厚、脑血管病及肾脏疾病。

一老一少需多关注隐性高血压

通常情况下，血压会随年龄增长而升高，60 岁以上者约 63% 患有高血压，再加上老年人易受睡眠质量下降、精神压力以及情绪波动较大等因素的影响，更成为隐性高血压的"青睐者"。青少年由于肥胖、遗传、饮食失调、学习压力、缺乏运动等，加上精神紧张、生理变化等各方面原因，也容易出现血压异常升高。

怎样发现隐性高血压

由于隐性高血压不容易被发现，一定要经常在家自测血压，一旦发现异常，应做好记录，及时就医。

判断血压高不高，要靠测量，不能靠感觉

前文说到了高血压的症状表现，当发生那些症状时要引起足够的重视，但是不能仅靠症状去判断，最稳妥的是经常测血压，根据测量结果去判断，这也是发现隐性高血压的一个重要手段。

选用哪种仪器测血压

目前，常见的血压计有水银柱式血压计和电子血压计。水银柱式血压计因为环保与家庭使用测量不便等问题，处于逐渐被淘汰的趋势；上臂式全自动电子血压计因为操作简便，且有自动记录血压值的功能，省去了观察血压值变化的麻烦，再加上采用最标准的测血压姿势，因而被认为是最适合在家庭中使用的血压计。

正确测量姿势（以电子血压计为准）

1. 裸臂，不要将多件衣袖卷起来，否则会压迫上臂血管，造成测量不准。

2. 取坐位，手掌向上平伸，肘部位于心脏水平，大臂与身躯呈 45°。

3. 将袖带平整地缠绕在肘弯上，袖带下缘应位于肘窝以上 1~2 厘米处，松紧以能够插入一指为宜，袖带的胶管应置于肱动脉搏动点上。

测量血压时需要注意的事项

1. 测量血压宜在每天清晨醒来时，或服降压药后 2~6 小时进行。

2. 测血压前，至少坐下来安静休息 5 分钟。

3. 进食、运动、吸烟后 30 分钟再测量血压。

4. 不要在憋尿时测量血压。

5. 初次测血压，左右两臂都要测量。下次测量时，用初次血压测定值高的手臂测量。

6. 测定 3 次，取平均值。每次测定后要松开袖口，等 1 分钟再测。

高血压的"伙伴":
肥胖、高血脂、糖尿病

高血压为什么对肥胖如此"情有独钟"

肥胖者患高血压的概率是正常体重者的 2~4 倍,因为肥胖者日常饮食摄取的总热量超过了机体的消耗量,过多的糖类、脂肪及钠的摄取,激活了体内的血管紧张素,同时造成体内脂肪大量堆积,使得血液循环量增加,血管阻力增加,进而导致左心室肥厚、动脉硬化,引起血压升高。

高血压往往伴有脂质代谢紊乱

高血压患者往往伴随脂质代谢紊乱症状。脂质代谢紊乱,是机体内脂类及其代谢物的异常,通常表现为高血脂,长期存在容易形成动脉硬化,对人的心脑血管造成危害,加重原有的高血压症状。

高血压与糖尿病互为"祸根"

高血压、糖尿病互为"祸根",不但使心脑血管的损害"雪上加霜",引发心肌梗死、脑卒中、冠心病等并发症,而且特别容易伤害肾、眼等器官。糖尿病也可以造成动脉硬化,加重高血压病情,高血压反过来会加重糖尿病肾病等。此外,糖尿病患者高血压的发生率高于常人。

 大医生悄悄告诉你

代谢综合征

医学上这些往往同时存在、具有共同致病因素的疾病被称为"代谢综合征"。代谢综合征包括 9 个"高":高体重、高血糖、高血压、高血脂、高血液黏稠度、高尿酸血症、高脂肪肝发生率、高尿白蛋白、高胰岛素血症,只要具备这其中的 3 个就是代谢综合征,其特点就是罹患了一个疾病可能会同时引发其他疾病,而找对病因预防了一个疾病也能预防其他疾病。

任由高血压发展的危害

高血压的危害在于它从不是单枪匹马，而是集体作战，如果你对它视而不见，它就会兵分几路，侵犯你的身体器官，造成心、脑、肾、全身血管损害，严重时发生脑卒中、心肌梗死、心力衰竭、肾衰竭等危及生命的并发症。

大脑被侵害：引发脑卒中

长期血压升高，可引起脑缺血和脑动脉硬化，脑缺血易并发脑梗死，脑部的小动脉硬化易破裂出血（脑出血），脑缺血和血管痉挛易导致脑血栓。

眼睛被侵害：导致视觉障碍

受到高血压的侵害，视网膜的小血管可出现出血、渗出，从而导致视物模糊、视力减退，甚至失明。

心脏被侵害：冠心病、高血压性心脏病

血压长期增高，会阻塞心脏冠状动脉，加速冠状动脉粥样硬化，引发冠心病，还会使左心室后负荷加重，数年后会引起左心室代偿性肥厚、心力衰竭，形成高血压性心脏病，多表现为心绞痛、心肌梗死。

血管被侵害：动脉粥样硬化

长期血压升高，血流对血管壁造成冲击，损害血管内膜，促进动脉粥样硬化斑块的形成，血液中的脂质更容易在血管壁上沉积，从而促进冠状动脉硬化的发展。

肾脏被侵害：导致肾功能不全

血压长期增高，肾小动脉硬化，肾的表面呈颗粒状，皮层变薄，出现萎缩或消失，继而发生肾功能不全，并发展为尿毒症。

自测：你离高血压有多远？

如果答案是肯定的，就在括号里打"√"。

1. 很晚才睡吗？　　　　　　　　　　　　　　　　　　　　　　（　　）

2. 很少吃粗粮吗？　　　　　　　　　　　　　　　　　　　　　　（　　）

3. 年龄超过 40 岁了吗？　　　　　　　　　　　　　　　　　　　（　　）

4. 是否经常大量饮酒、抽烟？　　　　　　　　　　　　　　　　　（　　）

5. 吃蔬菜和水果很少吗？　　　　　　　　　　　　　　　　　　　（　　）

6. 很喜欢吃油炸食品吗？　　　　　　　　　　　　　　　　　　　（　　）

7. 吃的菜是不是总是很咸？　　　　　　　　　　　　　　　　　　（　　）

8. 经常无节制地大吃大喝吗？　　　　　　　　　　　　　　　　　（　　）

9. 空腹血糖是否大于 6 毫摩尔 / 升？　　　　　　　　　　　　　（　　）

10. 父母、祖父母、外祖父母中有人得高血压吗？　　　　　　　　（　　）

11. 总胆固醇高于 5.72 毫摩尔 / 升（220 毫克 / 分升）了吗？　（　　）

12. 超过标准体重 20% 以上，或腰围超过 90 厘米（男性）或 85 厘米
（女性）了吗？　　　　　　　　　　　　　　　　　　　　　（　　）

13. 整天坐着，每天很少运动吗？　　　　　　　　　　　　　　　（　　）

14. 脾气大，易出现生气、郁闷、忧虑等不良心情，或情绪波动大？（　　）

15. 嗜酒，每天饮高度白酒 200 毫升以上吗？　　　　　　　　　（　　）

16. 抽烟，且烟瘾很大，每天吸 20 支以上，连续 1 年以上吗？　（　　）

> 如果你对以上问题的答案全部是否定的，那么你患高血压病的可能性就很小；反之，打"√"的问题越多，患高血压病的可能性就越大，请马上采取措施，预防高血压病的发生或控制高血压病的发展。

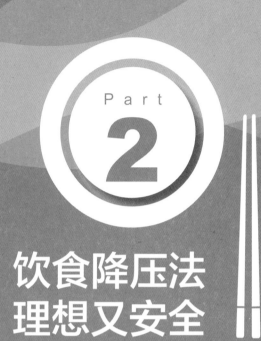

Part 2

饮食降压法
理想又安全

降得太快、降得太低都不好

对于高血压患者来说，控制血压一方面是让血压达标，另一个方面是要使血压平稳，减少血压大幅波动。如果血压不能平稳，而是忽高忽低，更不利于整个病情的控制。

降压应"乘扶梯"，不要"坐直梯"

对于多数高血压患者而言，降血压急不得，不要像坐直梯一样迅速降压，而应像乘扶梯，平稳降压。因为这些患者的心脏、大脑、肾脏等重要器官已经适应了较高的血压水平，降压速度过快会使患者感到不舒服，严重时还可能导致心肌缺血。

更重要的是，血压短时间内大幅度下降会反射性地刺激机体内儿茶酚胺类物质释放，使心跳加快，心肌耗氧量增加，甚至诱发其他更严重的后果。

血压速降，脏腑器官受损

老年人的肝脏和肾脏功能较弱，易造成药物蓄积；同时他们的压力反射敏感性降低，容易发生低血压反应，引起一过性脑缺血，或者是缺血性脑卒中。还有一些患者虽然血压偏高，但本身并无不适症状，当快速降压时，原本已经适应高血压状态的脏器反而一下子难以适应低血压引起低灌注状态，从而导致脏器受损。

避免血压忽高忽低的频繁波动

高血压患者除了降血压不能追求高速度外，还要注意保持血压的平稳，避免血压忽高忽低的大幅波动，控制好自己的情绪，让血压保持平稳。

 大医生悄悄告诉你

保持平和的心态能减少血压波动

引起血压波动的原因有很多，比如受吸烟、饮酒、运动等因素影响而出现波动，还有一个很重要的因素是心理因素。人在兴奋或紧张时血压都会明显升高，当兴奋、紧张情绪消失后血压又迅速下降。因此，高血压患者一定要注意保持平和的心态，避免大喜大悲、紧张、兴奋、焦虑等情绪的变化。

受机体生物钟的控制，人体的许多生命活动在一天内呈现周期性变化，我们把这个特性称作昼夜节律性。在昼夜节律性的影响下，不同的人的血压也呈现昼夜节律性变化。

正常的血压波动不必担心

人的血压就是波动的，24小时内会出现一种有节律的波动，这是机体进行自我调节与环境相适应的结果。高血压患者需了解血压的这种波动特点，以便有针对性地加以调节。

一天24小时之内，人的血压有2个高峰和2个低谷：早上6~9点为第一个高峰，中午12~14点为第一个低谷，16~20点为第二个高峰，此后血压下降，晚间睡眠后出现第二个低谷。血压的波动范围平均在30毫米汞柱 ±（15~20）毫米汞柱。

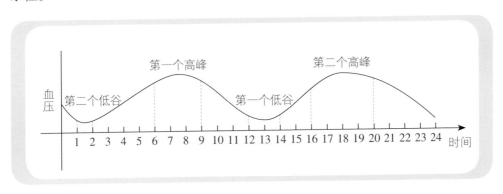

血压不是降得越低越好，老年人的降压目标可适当高一些

高血压的治疗目标是血压达标，并不是降得越低越好。当血压低于一定水平时，人体脏器的血流供应将减少，易诱发心脑血管事件。关于血压的控制目标，《中国高血压防治指南》指出，60岁以下的人群，血压不超过140/90毫米汞柱即为达标；60岁以上人群，特别是高低压（收缩压和舒张压）压差较大的老人，血压可以适度放宽，不超过150/90毫米汞柱即可。

这是因为老年人容易出现高低压压差大的问题，尤其是高血压病史长达20~40年的老年人更为常见。高低压的压差太大，不是高压降不下来，就是好不容易高压降下来了，低压又过低，老人感到头晕乏力。

降压第一步：改变"重口味"

盐和高血压的密切关系

食盐的主要成分是钠，当人体摄入盐过多时，神经中枢会传达口渴的信号，饮水量会增加，而为了将钠保持在正常水平，肾脏会减少排尿，这就使存留在体内的水分增加。这些水分存在于血液中，导致全身血液循环量增加，血管由此受到强大的压力，血压攀升。此外，体内钠离子增加时还会通过提高血管外围阻力的方式使血压上升。

60%的高血压是盐敏感性高血压

盐敏感性高血压是指那些对食盐特别敏感，因高盐饮食而引起血压升高，通过严格限制食盐摄入后血压可明显下降的高血压。其发病率随年龄增长而增加，尤其是老年人味觉减退，经常吃盐过多，这就增加了罹患高血压的风险。盐敏感性高血压防治的重点是严格限制食盐的摄入，同时增加高钾食物的摄入。

 大医生悄悄告诉你

2015年版《美国居民膳食指南》提出："要始终保持健康的饮食模式，食物和饮料的选择对健康都有影响。健康的饮食模式不仅有助于控制健康体重，保证获得充足营养素，还可减少慢病风险。"这种饮食精神和饮食态度，也是每个中国人都应该具备的。

高钠＝高盐，钠和盐的换算

高盐饮食是高血压的一大主因，还与糖尿病、骨质疏松、胃肠疾病等息息相关，因此改变高盐饮食势在必行。但是减盐并不是单纯只减少食盐的摄入，而是减少一切含钠高的食物的摄入，高钠食物等同于高盐食物。

1克钠＝2.5克盐 **1克盐＝0.4克钠**

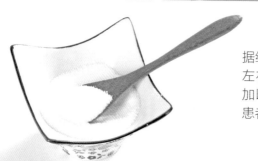

据统计，我国每人每天摄入的盐在20克左右，远远超出了6克的标准量，必须加以重视，严格限制，尤其对于高血压患者来说，低盐饮食是首先要做到的。

揪出隐藏在高钠食物中的盐

根据钠与盐的换算关系可以看出，除了食盐以外，高钠食物中也潜藏着多盐。比如，酱、咸菜、酸菜等腌制食品，火腿肠、午餐肉、牛肉干等加工食品，薯条、薯片等膨化食品，酱油、番茄酱、蛋黄酱、沙拉酱、味噌、咖喱等调味品，过量食用这些食物及含盐调味品等同于食用了大量的食盐，同样会导致食盐超标。

世界卫生组织推荐健康成人每日摄入食盐的量不超过 6 克，而对于高血压患者，我们推荐的每日摄入量不超过 5 克，这包含通过各种途径摄入的钠盐，也就是说如果菜肴中有隐藏盐，就要减少食盐的量。

警惕食物本身的含盐量

食物	每 100 克中的钠含量 / 克	盐含量 / 克
牡蛎	4.62	11.50
扇贝	3.39	8.40
猪肉	1.22	3.05
菠菜	0.85	2.10
牛肉	0.83	2.10
青萝卜	0.69	1.72
油菜	0.55	1.40

购买食物要看食物标签

2015 年版《美国居民膳食指南》明确指出"降低钠摄入"，这里是"钠"而不是盐，就已经把隐形盐考虑在内了。对于高血压患者而言，尽量少吃加工食品，减少隐形盐的摄入。另外，在购买食物的时候，一定要学会看包装食品的食物成分表，熟悉食物的营养成分，做出正确的食物选择。对于高血压患者来说，尤其要特别关注钠含量，选择钠含量低的食物。

逐渐适应淡饭淡菜

低盐饮食并不是一日形成的，如果突然停止食盐的摄入，会破坏体内水分平衡，引发脱水，增加血液黏稠度。尤其对于老年人来说，由于其自身水分调节能力下降，盐分骤减使血流量降得更多，容易引发脑梗死。

因此，减盐可分阶段逐渐递减，假如最初盐的摄入量为每日 10 克，可逐渐递减为 8 克，适应一段时间后再逐渐减至每日 6 克、4 克、3 克，这样更有助于平稳血压。但是需要注意的是，低钠盐中含有氯化钾，所以肾脏病患者，尤其是排尿功能出现障碍的患者，不宜食用低钠盐。

看看你每天吃了多少盐

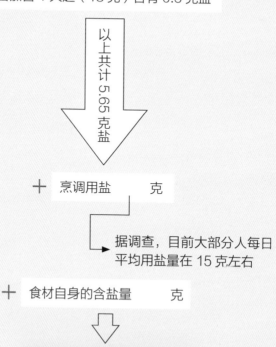

100 克面包约含钠 230.4 毫克，相当于含盐约 0.5 克

＋

100 克挂面含钠 180.4 毫克，相当于含盐 0.45 克

＋

薄薄的培根 1 片（约 20 克）约含钠 435 毫克，相当于含盐 1 克

＋

腌萝卜 20 克含 0.9 克盐

＋

烹调中的调味料：
酱油 1/2 大匙（9 克）含 1.3 克盐
味精 1/2 大匙（9 克）含 1 克盐
番茄酱 1 大匙（18 克）含有 0.5 克盐

以上共计 5.65 克盐

＋ 烹调用盐　　　克

据调查，目前大部分人每日
平均用盐量在 15 克左右

＋ 食材自身的含盐量　　　克

一天的总摄盐量超过 14.8 克

便于掌握用盐量的计量法

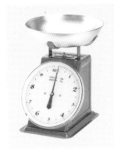

用电子秤称

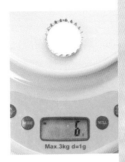

一啤酒瓶盖盐约6克

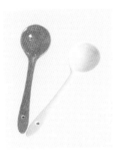

控盐勺：专门用于控制食盐摄入量的勺子，上面标注着用盐的刻度

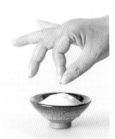

用食指和拇指捏起一撮盐约0.3克

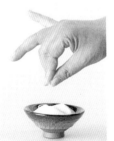

用食指、中指和拇指一起捏起一撮盐约0.5克

在外就餐时如何避免多吃盐

1.尽量多点蔬菜类菜品，以摄入充分的维生素和钾，有利于体内钙钾平衡。

2.少选腌制的食物如咸鱼、腊肉、火腿、香肠、腌菜等，如果点的是套餐，则最好少吃或不吃其中的咸菜。

3.豆瓣酱、甜面酱等酱类佐料中也含有大量食盐，因此最好不选蘸酱菜。

4.吃火锅的时候尽量选清汤锅底，多涮蔬菜，少蘸麻酱。

5.夹菜的时候尽量沥沥汤汁，而且不要吃汤泡饭，因为汤汁中含有很多的盐分。

6.尽量不点炒饭、炒饼、盖浇饭等加入了油和盐的主食，以清淡的粥、杂粮饭为宜。

大医生悄悄告诉你

高血压患者可以吃低钠盐吗

低钠盐可以减少钠的摄入量，对于降低高血压的患病率和防治心血管疾病有很好的效果，但是低钠盐并不适合所有高血压患者。因为低钠盐虽然钠的含量减少，但却增加了钾等离子，这对于某些人，比如血钾水平过高、排钾功能障碍者是极其不利的。因此，肾功能不全者、服用普利类及沙坦类降压药物以及服用螺内酯的高血压人群不宜食用低钠盐。

高盐饮食还会损伤血管

长期高盐饮食不仅会使人血压升高，还会直接损伤全身各处的血管壁，引起血管硬化，导致心肌梗死、肾衰竭等疾病的发生，因此一定要养成低盐的饮食习惯，坚持少吃盐。

不影响美味的低盐烹调法

后放盐

烹饪时最好在起锅前将盐撒在食物上，这样盐附着在食物的表面，没有渗透到内部，能使人感觉到明显的盐味，又可以减少近一半的用盐量。

用酱、酱油等代替盐

酱和酱油也含有一定的盐分，在烹调肉类菜肴的时候可以适当加一点，同时不放盐或少放盐，这样菜肴既有诱人的色泽，激发人的食欲，又减少了用盐量。

用酸味代替咸味

做凉拌菜和沙拉的时候，可用醋、柠檬汁、番茄酱等酸味调味品调味，这样既减少用盐量，又可以让味道更好。

用橄榄油或香油来增香

适当使用橄榄油和香油可增加菜肴的香味，这样即便菜的口感比较淡也能够让人食欲大开。

加入香辛调料来调味

在菜肴中适当加入芥末、姜、胡椒、咖喱粉等香辛调料，可以增强口感，掩盖低盐后的清淡口感。

用果仁碎和香味蔬菜增加风味

做拌菜的时候，适当撒入一些芝麻、核桃碎、花生碎等果仁，可以增加风味，缓解少盐的清淡。

低脂饮食，减少脂肪和胆固醇的摄入

饮食太油腻易患高血压

在所有的食物中，油脂的单位热量是最高的，1克油脂即可产生9千卡（1千卡＝4.184千焦）的热量；而身体每累积7700千卡的热量，就会增加1千克的体重。

若以每天多吃进1匙（约15克）油计算，则每天多摄入热量135千卡，一个月后体重就会增加800克左右，一年就会增重近10千克。"一胖百病生"：高血脂、高血糖、高血压、冠心病和脑梗死等"富贵病"就会随之而来。

饮食太过油腻，除了会造成脂肪沉积导致肥胖以外，还会增加饱和脂肪酸含量，使人体氧化负担过重，造成一氧化氮生物活性降低，这也是造成血压增高的重要原因。

与此同时，研究也发现，调整饮食结构对于改善高血压也是很有帮助的。

脂肪也有好坏之分，不能一概而论

脂肪摄入过量易造成肥胖、高脂血症等，增加患高血压的概率。但脂肪也分很多类，有不可过量摄取的脂肪，也有对身体产生积极作用的脂肪，其划分标准主要在于构成脂肪的脂肪酸。

构成脂肪的脂肪酸，按有无双键可分为饱和脂肪酸和不饱和脂肪酸，其中不饱和脂肪酸按双键数目还可进一步分为单不饱和脂肪酸和多不饱和脂肪酸。其中对身体不利，会明显升高血液总胆固醇水平的是饱和脂肪酸。

脂肪酸	按双键数目分类	饱和脂肪酸：动物性脂肪中含量高	
		不饱和脂肪酸	单不饱和脂肪酸
			多不饱和脂肪酸
	按人体能否自行合成分类	必需脂肪酸	α－亚麻酸（ω-3脂肪酸）
			亚油酸（ω-6脂肪酸）
		非必需脂肪酸	

　　因此，高血压患者应减少饱和脂肪酸的摄入量，尤其要减少动物性脂肪如猪油、猪肥肉、黄油、肥羊、肥牛、肥鸭、肥鹅等的摄入，以预防血脂异常，防止高血压病情的进展。

　　同时，还要注意适当增加不饱和脂肪酸，尤其是单不饱和脂肪酸的摄入，建议高血压患者可以适当多摄入一些富含单不饱和脂肪酸的橄榄油、茶籽油、亚麻籽油、大豆油、葵花子油和坚果类食物等油脂，以及带鱼、金枪鱼、三文鱼等鱼类。

高热量、高脂肪的食物要少吃

　　高血压患者在饮食中一定要注意少食高热量、高脂肪食物，主要包括以下几类食物。

动物脂肪	包括肥肉、肉块、奶油、鱼油、蛋黄等
植物油脂	包括花生油、豆油、菜籽油、色拉油等
人造油脂	如人造黄油、人造奶油、人造可可油等
主食	主要包括精白粉、大米和糯米等细粮
糖类	包括白糖、红糖、冰糖、糖果、巧克力等
饮料类	包括啤酒、汽水、果汁、速溶咖啡等
油炸、焙烤类食品	如方便面、焙烤食品（面包、糕点、饼干）、速冻食品、炸鸡块、牛肉干、火腿肠等
零食类	如炸薯条、虾片、果仁、冰激凌及其他油炸膨化食品
快餐	比萨、汉堡包等

每天摄取的胆固醇＜300毫克

　　在日常饮食中，高血压患者需要特别注意每天摄入的胆固醇量，最好每天胆固醇的摄入量小于300毫克。因为食物中的胆固醇会影响新陈代谢，使血液胆固醇含量增高，进而使血压升高。

　　建议高血压患者在日常饮食中尽量少吃或不吃富含胆固醇的食物，如动物内脏、蛋黄、鱼子、蟹黄、鱿鱼等。

大医生悄悄告诉你

油和盐在汤里，吃饭的时候少喝汤汁

在日常饮食中，吃炖煮食物时要避免喝汤，因为烹饪时使用的油和盐都溶入汤中。因此在吃这类食物的时候，最好少喝汤，夹菜时也要注意少带汤汁，以控制油和盐的摄入。

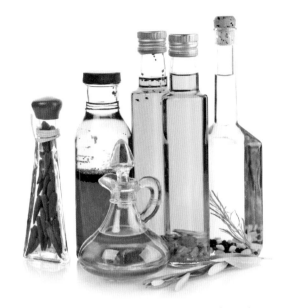

建议每人每天植物油不超过 25 克，除了要控制用量，还要注意烹调时油温不要太高，以免产生有害物质。

选择对血管有益的植物油

动物油中饱和脂肪酸的含量较高，可加剧动脉粥样硬化，对高血压患者有加剧病情的作用，因此不宜食用。植物油最好选择不饱和脂肪酸含量较高的，比如大豆油、玉米油、红花油、葵花子油、橄榄油等，对于控制血脂、血压更有益。2015 年版《美国居民膳食指南》中也将上述植物油列入建议食用的范围。

减少吸油量的小妙招

1	用不粘锅烹调	煎、炒食材的时候可以选择不粘锅，不粘锅只需用很少的油就能烹调菜肴，可比普通锅少用油
2	用蔬菜高汤代替油	用香菇、胡萝卜、枸杞子等熬制高汤，热量很低，在炒菜、炖菜的时候淋入高汤代替油，可以达到少吃油的效果
3	切大块	食材切得过细过小，接触油的总面积就变大了，会增加吸油量，因此食材要尽量切大块

坚果虽好，但要适量

众所周知，坚果是健康零食，其往往富含维生素E、叶酸、B族维生素、钾、钙、镁、锌、不饱和脂肪酸等多种营养成分，对身体健康有多方面的好处，适量吃一些坚果对于血压的控制是有好处的。

但坚果的热量和脂肪含量也非常高，尤其是油脂类坚果，其油脂含量一般在40%～80%，常见的核桃、榛子、杏仁、松子、花生、葵花子等坚果都在这

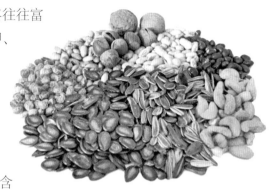

坚果以不加盐、不加糖、不油炸的吃法最值得推荐

范围之内，多吃会大大增加热量的摄入，反而不利于血压的控制。坚果可以吃，但一定要控制量，以每周50克、每天一勺的量最为理想。

肉当然要吃，重在怎么选怎么吃

肉是蛋白质、脂肪、铁等营养素的主要来源，在饮食中不可或缺。吃肉要有所选择，以避免饱和脂肪摄入过多，导致血液黏稠度增加，血流变慢，进而增加罹患高血压、高血脂、糖尿病、动脉硬化等疾病的概率。

"白肉"优于"红肉"，以"瘦"为先

"白肉"是指鱼类和鸡肉、鸭肉等禽类肉。"红肉"是指猪肉、牛肉、羊肉等。相比而言，"白肉"比"红肉"的脂肪含量低，不饱和脂肪酸含量较高，对预防血脂异常、血压升高具有重要作用。因此，在日常饮食中不妨将"白肉"作为肉类的首选。

当然，"红肉"不是不能吃，而是要适量地吃，在选择"红肉"时，应尽量选脂肪含量低的纯瘦肉。

瘦肉不是零脂肪，不同部位脂肪含量不同

瘦肉的脂肪含量低于肥肉的脂肪含量，但瘦肉也含有隐性脂肪，食用的时候也要控制量。不仅如此，瘦肉的脂肪含量因种类不同而不同，以100克肉为例，脂肪含量由高到低分别为猪瘦肉、牛瘦肉、羊瘦肉。而对于同一种类的肉来说，不同部位的肉脂肪含量也不同。

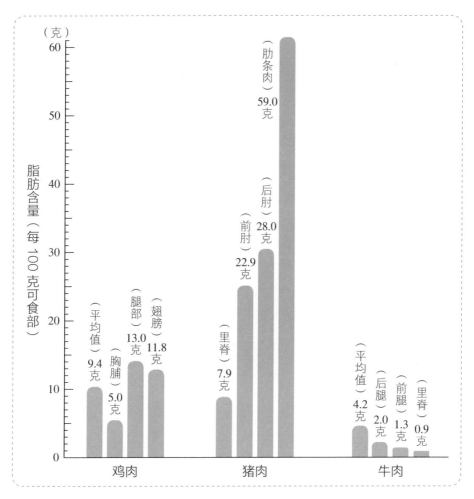

选择少脂的烹调方式

烹调肉类时，采用蒸、煮、炖等方式，减少用油。烹调前，还可以先将生肉上看得到的脂肪剔除掉。

另外，肉类在烹饪前可先用开水断生，具体做法为：先将肉按照实际需要切成丁、条、丝、片等形状，再入沸水中焯烫片刻，煮至肉色转白，漂起后捞出即可，这样既可以去除肉中的多余脂肪，也会减少烹制过程中的吸油量。

入口时也要把好关

吃肉的时候，最好把皮和皮下脂肪去掉，炖肉时要将漂浮在表面的油脂去掉。在吃牛排、猪排等大块肉时，为避免吃入过量的肉，可将肉切成小块，这样看起来分量较多，但吃进去的肉量会比吃大块肉少，摄入的脂肪量也相应减少。同时，吃肉类的时候要多搭配一些新鲜蔬菜，以保证营养均衡。

与降压有关的营养素

优质蛋白质：增强血管弹性

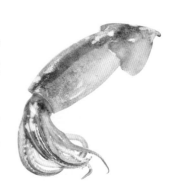

适量摄入优质蛋白质，能增强血管弹性，降低高血压的发病率；即使高钠饮食，只要摄入适量的高质量的动物蛋白，血压也不容易升高。

优质蛋白质含量较高的食物： 鱿鱼、黄豆、虾皮、花生、牛肉、鸡肉、鲤鱼、鸭肉、核桃、鸡蛋等。

每天摄入量： 1克／千克体重。

维生素 C：降低血脂，使血流畅通

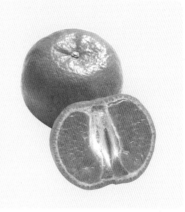

维生素 C 能有效抗氧化，保护血管，还能促进胆固醇转变成胆酸排出体外，降低血清胆固醇，从而使血流畅通，使血压得到良好控制。

维生素 C 含量较高的食物： 绿色蔬菜、番茄、橘子、柠檬、橙子、草莓、樱桃、猕猴桃、葡萄柚。

每天摄入量： 60毫克，相当于 1 个葡萄柚。

维生素 E：保障一氧化氮的供应

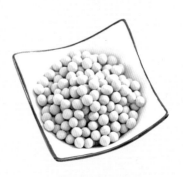

维生素 E 是抗氧化剂，通过保障体内能舒张血管的一氧化氮的供应（一氧化氮能强有力地调节血压），使血压稳定。

维生素 E 含量较高的食物： 葵花子、芝麻、榛子、麦芽、大豆、杏仁、花生等。

每天摄入量： 60毫克，相当于 80克葵花子。

ω-3 脂肪酸：舒张血管

ω-3 脂肪酸可提升体内一氧化氮水平，能更好地舒张血管平滑肌，使血液流通顺畅，从而降低血压。

ω-3 脂肪酸含量较高的食物： 鲑鱼、金枪鱼、凤尾鱼、鲟鱼、核桃、橄榄油、大豆油、葵花子油、蜜桃、豆角。

每天摄入量： 800 毫克 / 天。

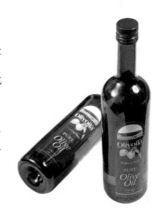

芦丁：抑制使血压上升的酶的活性

芦丁能保护微血管，增加血管壁的弹性，使血液流动顺畅；同时，还可以抑制使血压上升的酵素活性，从而达到降压作用。

芦丁含量较高的食物： 荞麦、茄子、酸枣、葡萄、山楂、柠檬、樱桃、红酒等。

每天摄入量： 50~70 微克，相当于洋葱 100 克、红酒 50 毫升。

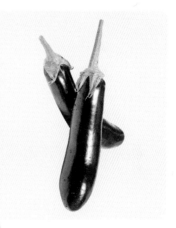

钾：促进钠的代谢与排出

体内钠过量会导致水分潴留，进而产生水肿、血液量上升、血压升高等症状，钾有利于钠的代谢与排出，因此具有调节血压的作用。

钾含量较高的食物： 糙米、香菇、杏仁、杨桃、香蕉、桃子、橙子、龙眼、猕猴桃、南瓜、茼蒿、菠菜、空心菜、圆白菜、韭菜、胡萝卜、茶等。

每天摄入量： 2000~2800 毫克，相当于 4~5 根香蕉。

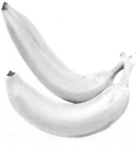

硒：辅助制造前列腺素

硒可辅助制造前列腺素，延缓老化，预防动脉硬化，降低血糖，扩张血管，降低血压。

硒含量较高的食物：糙米、燕麦、大蒜、洋葱、南瓜、动物肝肾、瘦肉、海鲜等。

每天摄入量：50~70 毫克，相当于洋葱 100 克、燕麦 70 克。

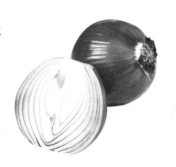

钙：强化动脉，降低血脂

血液中的钙具有降低血脂、预防血栓的作用，同时也可以强化、扩张动脉血管，达到降低血压的功效。

钙含量较高的食物：芹菜、菜花、甘蓝、紫菜、黄豆、豆腐、牛奶、酸奶、小鱼干、虾米等。

每天摄入量：800 毫克，相当于 800 克牛奶。

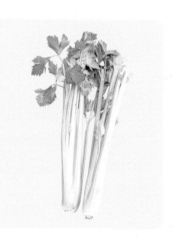

镁：强化心脏功能，降低动脉硬化率

镁是维持心脏正常运转的重要元素，体内镁含量不足会导致血管收缩，进而使血压上升。

镁含量较高的食物：燕麦、糙米、紫菜、海带、花生、核桃、牛奶、黄豆、鲤鱼、鳕鱼、大蒜、无花果、柠檬、苹果、香蕉、巧克力等。

每天摄入量：男性 360 毫克，相当于 150 克花生；女性 315 毫克，相当于 140 克花生。

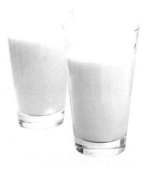

锌：稳定血压

研究发现，人体内锌、镉的比值降低时血压会上升，增加锌的摄入量能防止镉增高而诱发的高血压。

锌含量较高的食物： 牡蛎、虾米、蛋黄、泥鳅、黄鳝、无花果、沙丁鱼、豌豆、紫皮茄子等。

每天摄入量： 12~15 毫克。

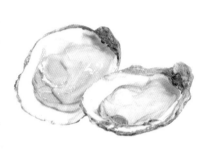

胆碱：代谢脂肪，预防动脉硬化

胆碱就是维生素 B_4，可代谢脂肪，分解血液中的半胱氨酸，保护血管健康，预防动脉硬化，降低血压。

胆碱含量较高的食物： 全谷类、圆白菜、菜花、牛肉、蛋黄、豆类、乳制品、各种坚果以及酵母菌。

每天摄入量： 500~800 毫克，相当于鹌鹑蛋 30 克、猪肝 40 克。

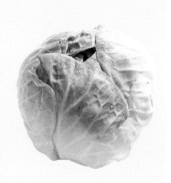

烟酸：扩张血管、促进血液循环

烟酸，即维生素 B_3，有降低胆固醇、甘油三酯的功能，同时可以扩张血管、促进血液循环，有利于降低血压。

烟酸含量较高的食物： 糙米、小麦胚芽、香菇、芝麻、花生、酵母、动物内脏、牛肉、猪肉、鸡肉、乳制品、绿豆、鱼类、紫菜。

每天摄入量： 25~35 克，相当于 120 克猪肝。

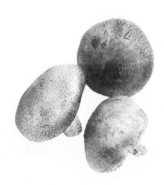

亚油酸：促进前列腺素合成

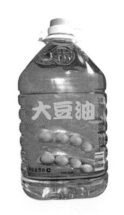

亚油酸与其他成分组合可以合成前列腺素，参与机体代谢和血液循环；前列腺素有抗血栓、抗凝血与扩张血管的作用，可维持血流畅通，降低动脉压。

亚油酸含量较高的食物： 燕麦、黄豆、黄豆制品、黄豆油、月见草油、葵花子油、橄榄油、大豆油等。

每天摄入量： 视体质而定。

黄酮：抗血栓，有效调节血压

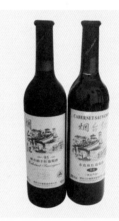

黄酮有抗氧化作用，还能降低血清总胆固醇的含量，预防动脉硬化，同时具有抗血栓、扩张血管、加强血管壁弹性等作用，可使血流畅通，达到调节血压的目的。

黄酮含量较高的食物： 胡萝卜、菜花、洋葱、黄豆、柳丁、番茄、橘子、柠檬、草莓、苹果、葡萄、红酒、红茶、银杏、黑巧克力等。

膳食纤维

膳食纤维能吸附体内多余的钠盐，促使其排出体外，从而达到降血压的目的。同时，膳食纤维还能防止便秘，减少机体对胆固醇的吸收，减少其在血管壁上的沉积，防止血管硬化，保持血管弹性，这些对于控制血压升高都有重要意义。

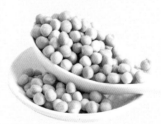

膳食纤维含量较高的食物： 裙带菜、魔芋、薯类、大豆、豌豆、黑豆、红豆、燕麦、荞麦等。

有助于控制进食量的饮食原则

把餐具换成小号的

进食的碗、盘子过大，甚至装盘的餐具过大，都易使人在不知不觉中吃得更多。

选小号的盘子、小号的碗容易给人一种错觉——装了比实际的量更多的食物；而使用更小的装盘餐具，如饭勺、餐勺，也能避免把盘子、碗堆得太满。

这些不经意的小做法，会让我们在无意识中少吃一些，进而避免摄入过多的热量。

进食速度慢一些，充分咀嚼，可减少进食量

大脑摄食中枢感知饱的信息是需要时间的。作为食物消化的第一道工序，吃得太快，咀嚼次数太少，食物在口腔内停留时间短，大脑来不及感知饱的信息，只能由胃的机械感受器来感知，很容易就吃多了。

因此，减慢进食速度，让每一口食物都有充分咀嚼的时间也是控制食量的一个好办法。

食物不宜太精细

食物不宜太精细，这包含两个方面的内容。

一是选择的食物不宜太精细，宜适当增加粗杂粮的摄入。以精米精面为例，其中少了谷类应该有的胚芽、米糠部分，造成纤维素、维生素、矿物质、蛋白质、脂类等营养成分大大减少。同时，精米精面更易于摄取、吞咽，导致人们可以轻易获得大量的碳水化合物。

二是食物烹调时，尽量不要经过太过精细的加工，如蔬菜不要总是切得太碎、太小，甚至制成泥状。因为食物切得越细碎，不仅营养损失严重，同时也减少了牙齿的咀嚼和肠道的蠕动，这都对会血压的控制带来不利影响。

掌握常吃食物的量，心中有数不过量

高血压患者如何才能更好地掌握自己每餐所吃食物的量，以控制好每天的总热量，减少不必要的热量摄入呢？总不能每天都先过秤称一下自己今天饭菜的重量吧？下面就教给大家一些掌握食物用量的简单小方法。

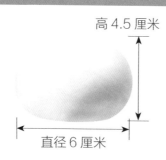

一个直径 6 厘米左右、高约 4.5 厘米的馒头，一般重量在 100 克左右，其热量约为 221 千卡。

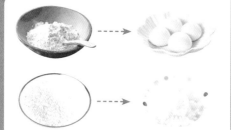

一般来说，100 克面粉加水大约可以蒸出 150 克的馒头，可以做出 130 克湿面条、110 克干面条；而 100 克大米加水大约可以蒸出 250 克的米饭。

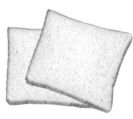

一片全麦面包 25 克左右，所含热量约为 65 千卡。

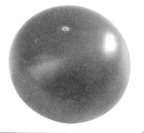

一个中等大小的番茄一般约 150 克。

一个鸡蛋一般重 55~60 克，其热量约 80 千卡，而 500 克鸡蛋通常有 8~9 个。

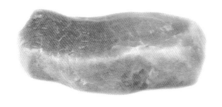

一块与食指厚度相同，与两指（食指和中指并拢）的长度、宽度相同的瘦肉，一般相当于 50 克的量。

每餐按时按量，每顿吃到七分饱

三餐要定时定量吃，不要总是饥一顿饱一顿，更不要一顿不吃，而下一顿的时候吃到撑。吃饭的最佳状态是按时按点，每餐七分饱。就是在细嚼慢咽吃东西的时候，感觉到饱了，如果继续吃还能吃下，这个状态就差不多是七分饱。

晚餐要少，夜宵能免则免

晚餐少吃、不吃夜宵不仅是控制、减少食量的好办法，同时也是减少健康危害的好习惯。

如果晚餐吃得过饱，必然会造成胃肠负担加重，还可能使部分蛋白质不能被机体消化吸收，在肠道细菌的作用下，会产生有毒物质，加之睡眠时肠道蠕动减慢，相对延长了这些物质在肠道的停留时间，有可能引发大肠癌等多种病症。

夜宵还要少吃，最好是能免则免。因为夜间进食太多、太频繁，会导致肝脏合成的胆固醇明显增多，并且刺激肝脏制造更多的低密度脂蛋白，使体内血脂突然升高，也会给健康带来多方面的不利影响。

外食族，宁可剩饭也别硬撑

都市上班族工作繁忙，午餐天天在外面吃。而这些食物普遍存在高热量、多油、多盐、多糖及少纤维等问题，尤其是一些油炸、油煎、油渍、酥皮等食物，稍吃一些就容易造成热量摄取过多，因此，建议外食族在外就餐时要点小份食物，并且首选膳食纤维含量高的食物，不选煎炸类的食物。另外，如果实在吃不完也不要硬撑，经常进食过量，会导致肥胖，不利于血压的控制。

 大医生悄悄告诉你

可适当加餐，但要减少正餐主食量

为了避免因饥饿影响工作，避免午餐或晚餐因为饥饿而过量进食，可以在上午10~11时和下午3~4时，适当加餐，如吃一些水果、几粒坚果或喝一袋牛奶等，但要注意，午餐和晚餐的主食量要相应减少，以免使一天的热量摄入过多。

高钙、高钾、高纤维饮食，
血压平稳不窜高

适度高钙有助于保持血压稳定

钙对人体有着多方面的好处，不仅可以使骨头强健有力，软组织也同样需要它；同时，适当的钙还可以保持血压稳定，因为血液中的钙可以强化、扩张动脉血管，同时还可以增加尿钠排泄，减轻钠对血压的不利影响。

富含钙的食品首推奶制品，此外，葵花子、黄豆、花生、核桃、鱼虾、红枣、蒜苗、海带、紫菜等食物也同样是补钙的好选择。

补钙时要注意补充维生素 D

维生素 D 是钙的最佳搭档，也是体内一种重要的代谢调节因子，可以通过调节体内钙等离子的浓度，进而对血压产生影响。反之，维生素 D 缺乏会显著增加患高血压等心血管疾病的危险。因此，在日常饮食中要注意适量多吃一些富含维生素 D 的食物，如海鱼、蘑菇、鸡蛋、瘦肉和坚果等。

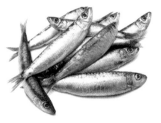

有些饮食习惯会影响钙的吸收
❶ 吃盐太多、吃肉太多。
❷ 长期大量饮用碳酸饮料。
❸ 进食富含草酸的食物会影响钙的吸收，但是菠菜等通过焯水处理可以大大降低草酸含量。
❹ 吸烟、过量饮酒。

 大医生悄悄告诉你

晒太阳是补充维生素 D 的好方法

人体所需的维生素 D 的 90%，是通过皮肤接受阳光照射所形成的。因此，多晒太阳，多进行户外活动也就成了机体获取维生素 D 的好方法。一般来说，每天进行 2 小时的户外活动，人体就可以合成一天所需的维生素 D，但是需要注意的是，隔窗晒太阳是无效的，只有让皮肤直接接受阳光的照射才有助于维生素 D 的形成。

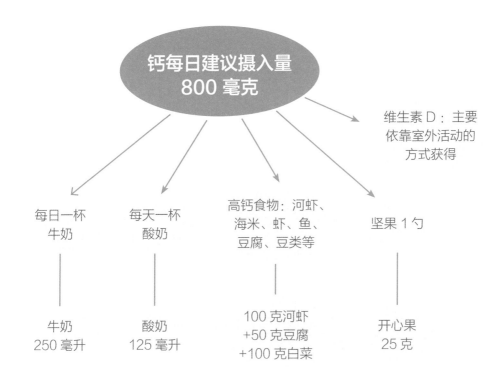

钙每日建议摄入量
800 毫克

维生素 D：主要
依靠室外活动的
方式获得

每日一杯
牛奶

每天一杯
酸奶

高钙食物：河虾、
海米、虾、鱼、
豆腐、豆类等

坚果 1 勺

牛奶
250 毫升

酸奶
125 毫升

100 克河虾
+50 克豆腐
+100 克白菜

开心果
25 克

高钾食物促进钠排泄

钾和钠，像是坐跷跷板。钾高了，可以抑制钠的吸收，并促使钠从尿液中排出，降低体内钠含量；同时，还可以对抗钠升高血压的不利影响，对血管有防护作用，有助于减少降压药的用量，避免某些降压药的副作用。

含钾高的食物首推口蘑，此外还有绿茶、紫菜、黄花菜、银耳、香菇、黑木耳、苋菜、油菜、香蕉、花生、大豆、豌豆等。

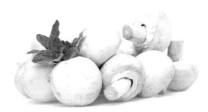

每 100 克口蘑中含有 3106 毫克钾，适合血压较高者食用。

 大医生悄悄告诉你

高血压患者服药期间更要注意补钾

有些高血压患者出于治疗的需要常常持续服用利尿药和降压药，这样会使其排尿量增多，使钾的流失量增大，易发生低钾血症。所以，处于服药治疗期间的高血压患者更应及时补钾。

摄入高钾食物的注意事项

1	日常饮食中，钾和钠的摄入量以 2：1 为宜，如果钠的摄入量过高，会导致体内缺钾。
2	有时原材料相同的食物钾含量却不同。例如，一瓶橘子汁中含有大量的钾，但橘子罐头中钾含量却不高。所以，食用时一定要注意。
3	高血压患者在补钾前最好先检查自己的肾功能和血钾，肾功能不全时，其钾的排出较慢，故应慎用钾盐。

高纤维饮食可排出体内多余的钠

膳食纤维可吸附肠道内的有害物质，促进排便，促使血压升高的钠离子同样可以被其吸附排出体外。膳食纤维具有调节糖类和脂类代谢的作用，能结合胆酸，避免其合成胆固醇沉积在血管壁，从而防止动脉硬化。此外，膳食纤维还能防止便秘，避免因便秘引起的血压升高。

粗粮和蔬菜、水果是膳食纤维的好来源

粗粮富含膳食纤维，日常饮食不要吃得过分精细，要粗细杂粮搭配食用，比如用全麦粉和小麦粉一起蒸馒头，用豆类和大米混合起来蒸饭煮粥等。

蔬菜，如菠菜、芹菜、油菜等绿叶菜，以及地瓜、芋头等薯类，都富含大量的膳食纤维。

多吃水果，并且最好在保证食品安全的情况下，带皮食用水果，以增加膳食纤维的摄入。

可以喝果蔬汁吗

用新鲜水果、蔬菜榨的果蔬汁中含有多种维生素和钾、钙、镁等元素，这些营养素对高血压患者来说非常有好处。为了多摄入膳食纤维，果蔬汁最好连同渣一起喝下。

需要注意的是，对于肥胖或超重、血糖不正常的高血压患者来说，不宜喝纯果汁，以免糖分摄入过多，可以蔬菜为主、水果为辅打制果蔬汁，而且要有所限制，不宜长期、大量饮用。

 大医生悄悄告诉你

粗粮每天 50 克

吃粗粮不是越多越好。对于高血压患者来说，每天的粗粮以 50 克左右为宜，约占总主食量的 1/3，但是不宜超过主食总量的 1/2，因为粗粮吃得过多会出现消化不良、腹胀、腹痛、大便燥结、影响矿物质吸收等问题。此外，胃肠功能差的人，胀气者，缺钙、缺铁、缺锌的人以及消化系统疾病患者不宜吃粗粮。

戒烟，小心摄取酒和咖啡因

尼古丁刺激心脏、升高血压

吸烟对血压的影响很大。因为烟草中的尼古丁、烟焦油、一氧化碳、氨及芳香化合物等有害成分会进入体内，长期吸烟会逐步造成内皮细胞受损，心率增快，肾上腺素分泌增加，使血压暂时性升高。此外，香烟中的一些化学成分还有收缩血管等效应，导致血压进一步升高。

对于已经患有高血压的人群来说，烟草还会使机体对降压药物的敏感性明显降低，抗高血压治疗不易获得理想效果。即使加大用药量，治疗效果也往往比不吸烟者差。

戒烟小技巧增加戒烟成功率

1. 为自己安排一些喜欢的体育活动，如游泳、跑步、钓鱼、打球等，既可以缓解压力，又可以转移注意力。

2. 丢弃和吸烟相关的东西，如香烟、烟灰缸、火柴、打火机等，避免见到这些就条件反射地想要吸烟，且要远离经常吸烟的场所和活动。

3. 犯烟瘾的时候，可以通过刷牙、吃口香糖、喝水等方式来缓解烟瘾。

4. 感觉头痛头晕、困倦疲劳的时候，简单运动一下，或者躺下休息一会儿。

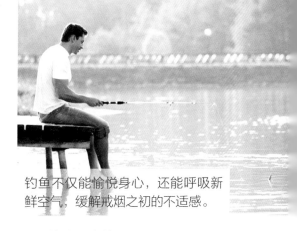

钓鱼不仅能愉悦身心，还能呼吸新鲜空气，缓解戒烟之初的不适感。

5. 把戒烟的想法告诉家人和朋友，取得他们的鼓励和支持。

过量饮酒导致血压不稳定，不易控制

饮酒是引发高血压病的危险因素之一，酒不仅会使血压升高，而且增加热量的摄入，还会引起体重增加，降低抗高血压药物的效果，所以高血压患者应远离酒精。

饮酒会导致血压升高

饮酒量与血压水平呈正相关，饮酒越多者，血压水平就越高，尤其是收缩压。资料显示，长期每天饮酒 30 毫升，其舒张压可升高 2 毫米汞柱，收缩压可升高 4 毫米汞柱，高血压的患病率为 50%；每日饮酒 60 毫升，舒张压可升高 2~4 毫米汞柱，收缩压可升高 6 毫米汞柱，高血压的患病率明显升高。

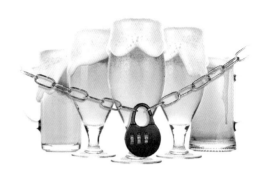

不饮酒对任何程度的高血压患者控制病情都是非常有利的。

过量饮酒很伤肝脏

酒的主要成分是乙醇，而肝脏是乙醇代谢的主要器官，过度饮酒会让肝脏超负荷运转，酒精性肝病是长期酗酒所致的酒精中毒性肝脏疾病，包括脂肪肝、酒精性肝炎和酒精性肝硬化。因此，不饮酒或少饮酒也是对肝脏的一种保护。

喝酒脸红者更易患高血压

长期大量饮酒是一个已知的高血压风险因子，而喝酒脸红的人患高血压的危险则更大。

喝酒后易脸红常见于人体无法分解乙醛的人群。酒精会导致外周血管扩张，减少主要器官的血流量，为此机体可能会产生导致血压上升的某些激素，进而使血压上升。

因此，喝酒脸红者更应少饮酒，以防止高血压病的发生。

咖啡因能使血压升高 5~15 毫米汞柱

咖啡因可使血压升高，一般而言，当摄入的咖啡因超过一定的量时会使血压上升 5~15 毫米汞柱，如血压为 120/60 毫米汞柱者，在摄取咖啡因后，可能上升至 135/75 毫米汞柱，这种上升的幅度，对于正常人来说没有大碍，但是对高血压者可能不利。

咖啡因本身能使血压上升，若是再加上情绪紧张，就会产生危险性的相乘效果。

而且有研究显示，在工作压力、情绪压力的作用下，咖啡因会把血压推高至不利于健康的程度，尤其是有家族高血压病史的人，摄取咖啡因后，血压上升最多。因此，高血压患者喝富含咖啡因的饮料要慎重，尤其要避免在工作压力、情绪紧张的时候喝，以免产生不利影响。

血压控制好的人，可以适当喝咖啡

咖啡富含咖啡因，但同时也富含矿物质和抗氧化成分等，咖啡和任何食物一样，都是过犹不及，喜欢喝咖啡的高血压患者可以在血压控制好的前提下适量喝，但需要注意：将每天的量控制在 200 毫升以内；不要喝太浓的咖啡；不要天天喝。

不宜喝含咖啡因的可乐等高热量饮料

可乐等碳酸饮料中含有咖啡因，而且热量高，任何人多喝都会对健康产生不利影响，高血压患者更不宜喝，否则会增加肥胖、缺钙等风险。

 大医生悄悄告诉你

高血压患者可以喝茶吗

茶叶中含有咖啡因等物质，能使心率增快，心脏输出量增加而引起血压升高，生活中有些人饮茶后有头晕头痛的反应，可能就是血压升高所导致的。

在各类茶叶中绿茶咖啡因含量最低，茶多酚较多，茶多酚则可以消除咖啡因，因此高血压患者可适当饮一些绿茶，以清淡为好，不要喝浓茶。

水是高血压患者最好的饮料

合理补充水分对于高血压患者来说很重要，因为水分摄入过少会导致血液浓缩、黏稠度增高，容易诱发脑血栓的形成。高血压患者要保证每天喝 2500～3000 毫升水，清晨起床后最好空腹喝一杯温开水，能促进血液循环，预防血栓。喝水有利于高血压患者，但不要一次喝太多的水，也不宜喝过凉或过热的水，尤其是伴有肾脏病、心脏病、水肿的高血压患者要少量多次喝水，温度以不凉不烫为宜，以免导致水分快速进入血液，引发血压急剧升高、头晕、恶心等不适症状。

喝咖啡的时候尽量不要添加糖、奶油、巧克力等，以免摄入反式脂肪酸，引发肥胖。而且正如 2015 年版《美国居民膳食指南》所提出的："目前不摄入咖啡因的人并不建议去喝咖啡。"

偶尔吃了高盐食物，
要多补水和钾来"解救"

吃盐过多是导致高血压的一个重要的饮食因素，还会加重肾脏负担，因此在高血压的饮食治疗中低盐饮食是第一要务。

刚开始进行饮食疗法的时候，限盐往往不能一步到位，需要慢慢减少，可以制订一个适合自己的减盐计划，比如以2周为限，逐渐将每日的食盐量减至5克以下。

但是如果在外进餐或者赴宴的时候，不小心吃了高盐食物怎么办？这就需要掌握一些小技巧，及时挽救。

多喝水

如果吃咸了，细胞内的水分会减少，引起口渴，这时要多喝点白开水，补充细胞内的水分，也可以喝柠檬水，但是不要喝含糖饮料，因为过多的糖分反而会加重口渴。

吃含钾多的蔬菜

蔬菜中钾的含量较高，比如菠菜、黄瓜等，可以促进盐分排出。

喝不加糖的淡豆浆

豆浆中90%以上是水分，而且还含有较多的钾，可以促进钠的排出，但是喝的时候不加糖。此外，豆类钾含量相对较高，也可以喝点红豆汤、绿豆汤来缓解。

适当吃一些含钾多的水果

梨、苹果等水果含钾量较高，吃盐多的时候可以适当多吃一些，以利于排钠。香蕉中钾含量也非常丰富，但是糖分含量也较高，血糖正常者可以食用，血糖高者要少吃。

一顿吃咸了，接下来的一两天饮食就尽量清淡。而且高血压患者一定要养成低盐饮食的习惯，千万不要吃得太咸！

高油高热量饮食后，
要吃点助消化、解油腻的食物

高油脂高热量饮食，也是高血压患者的一个禁忌。但是在特殊的节日里，少不了大鱼大肉，这时高血压患者就要常备一些助消化、解油腻的食物。

橙子		饱食后可以喝一杯橙汁，其所含的有机酸能促消化、解油腻
木瓜		含有独特的蛋白酶，可促进肉类蛋白质的分解，进食较多肉类之后吃点木瓜可防止消化不良
山楂		可促进肠蠕动，促进消化，还可以增强胃蛋白酶活性，所含的脂肪酶能促进脂肪分解，可以消食积、助消化，尤其能帮助消化肉类
苹果		含丰富的膳食纤维，能吸附体内多余的脂肪、油脂等以排出体外
醋		醋可分解体内脂肪，促进糖类、蛋白质等新陈代谢的进行，吃过多的鱼、肉等食物，感到油腻的时候，喝点醋可以助消化
大麦茶		能促进肠蠕动，加快消化速度，减少油腻食物在胃中的停留时间

吃肉之前先吃蔬菜或喝点粥

进餐之前先吃点蔬菜，也可以喝一碗粥，能增强饱腹感，这样胃内留给肉类等高热量食物的空间就小了，自然就吃得少了。

适合中国人的 "得舒"（DASHdiet）饮食疗法

什么是"得舒饮食"疗法

得舒饮食（DASHdiet）就是降低血压的饮食模式，是由美国的 NHLBI（心脏、肺、血液研究所）推出，风靡美国并受到全世界医学界推崇的一种饮食疗法，经临床试验证实，采用得舒饮食模式 2 周后，可使血压降低 8%～10%。

认识一下得舒饮食

食物组	每日份数	每份大小
谷物（全谷类制品为主）	6～8	一片面包（为1份，下同） 30 克的干燥谷物 半碗米饭、意面或者谷物
蔬菜	4～5	一碗新鲜绿叶蔬菜 半碗新鲜切碎蔬菜 半碗烹饪的蔬菜 半杯蔬菜汁
水果	4～5	1 个中等大小水果 1/4 碗干燥水果 半碗新鲜、冰冻或罐头水果 半杯果汁
脱脂或者低脂牛奶或奶制品	2～3	一杯牛奶 45 克奶酪
瘦肉类和鱼	不大于6	30 克烹饪的猪肉、牛肉或鱼 1 个鸡蛋
坚果、种子和豆类	每周4～5 份	1/3 碗坚果 两勺花生酱 两勺种子 半碗烹饪的豆类

续表

食物组	每日份数	每份大小
脂肪和油类	2～3	一勺软黄油 一勺植物油 一勺蛋黄酱 两勺沙拉酱
糖果和添加糖	每周少于 5 份	一勺糖 一勺果酱 半碗冰激凌或者明胶 一杯加糖果汁

三餐以饱和脂肪及总脂肪含量低的食物为主

得舒饮食可以用一句话来概括，那就是"三餐以水果、蔬菜、低脂乳制品等饱和性脂肪及总脂肪含量低的食物为主"。

不是限制饮食，而是多吃有利于血压控制的饮食

虽然得舒饮食的设计原理仍然遵循心血管保健原则，即限制总脂肪、饱和脂肪酸以及胆固醇的摄取量，但与一般饮食原则相比，得舒饮食更强调高血压人群应"多吃有利于血压控制的食物"，而不只是一味地限制、强调"这个不能吃、那个不能吃"。

 大医生悄悄告诉你

得舒饮食好在哪儿

首先，这是一种营养非常均衡的模式，保证了机体必需的营养素，可以长期坚持食用；

其次，这个饮食模式对慢性病有一定的预防效果，尤其是预防"三高"的效果非常显著；

再者，可以帮助维持体形，作为减肥食谱使用；

最后，这个饮食模式的原则并不复杂，容易理解记忆。

什么是有利于血压控制的食物呢？基本来说，这些食物都具备高钾、高镁、高钙、高膳食纤维、不饱和脂肪酸丰富以及低饱和脂肪酸的营养特色。

得舒饮食不限盐，因为它本身就是清淡饮食

得舒饮食并没有刻意强调限制盐的摄入，这是因为"得舒饮食"本身就是一种高蔬果饮食，所摄取的盐量本来就较低，本就是一种清淡饮食。

更适合中国人的得舒食谱

　　根据得舒饮食，中国香港和台湾的一些医院和营养协会，推出了适合中国人的中式得舒饮食模式，实践起来更容易。建议中国的得舒食谱应遵循以下几条原则。

1 主食 2/3 以上选用全谷根茎类，如糙米、紫米、燕麦、荞麦、麦片、薏米、红绿花豆、地瓜、芋头、马铃薯、莲藕、栗子、莲子、菱角、荸荠、山药等

2 每天摄取超过 5 份蔬菜、5 份水果。建议多选含钾丰富的苋菜、韭菜、菠菜、空心菜、金针菇、绿芦笋、竹笋、哈密瓜、桃子、香瓜、猕猴桃、芦柑、香蕉等

3 蔬果可加入主食中一同食用，如蔬果炒饭、蔬果汁馒头面条等

4 不同的蔬菜有不同的口感，如瓜类脆爽、菇类柔软多汁、根茎类绵软、笋类有嚼劲，食用时也要注意彼此间的搭配

5 每天摄取 1.5 份低脂或脱脂乳品，其中可有 1 份鲜牛奶、0.5 份酸奶

6 蛋白质的摄入以豆制品及白肉（鱼，去皮的鸡肉、鸭肉、鹅肉）为主，少吃红肉（猪肉、牛肉、羊肉）及内脏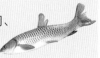

7 选用植物油，如橄榄油、玉米油、花生油、色拉油、葵花子油等

8 每天可吃 1 匙坚果，如花生、松子、核桃、杏仁、芝麻、腰果等，可以直接食用，也可以加入菜肴、色拉或主食中食用

制定个性化三餐食谱
稳步降血压

算算每天应该吃多少

第一步：计算每日必需总热量

我们每天从饮食中摄入多少热量才最合适呢？既能保证身体健康所需，又不至于摄入过多，造成肥胖，增加高血压的危险呢？其实很简单，通过自己的体重来计算自己每天所需的必需热量即可。

①

确定自己的标准体重应该是多少

首先，按下面的公式算出自己的标准体重。

标准体重计算公式（单位：千克）：

标准体重＝身高（厘米）−105

②

根据自己的体重计算出自己的体重指数

然后，根据下面的公式算出自己的体重指数。

体重指数（BMI）公式：

$BMI=$ 现有体重（千克）$\div$[身高（米）^{2}]

得出了上面的指数，可以对照下表来判断自己到底是胖还是瘦。

中国成年人体重指数标准

消瘦	正常	超重	肥胖
<18.5	18.5~23.9	24~27.9	≥28

③ 判断劳动强度

算出体重指数后，还要确定自己的劳动强度，再由此确定自己需要的热量标准。劳动强度一般分为五种情况：极轻体力劳动、轻体力劳动、中等体力劳动、重体力劳动和极重体力劳动。

劳动强度级别	分级参考标准
极轻体力劳动	以坐着为主的工作，如会计、秘书等办公室工作
轻体力劳动	以站着或少量走动为主的工作，如教师、售货员等
中等体力劳动	如学生的日常活动等
重体力劳动	如体育运动、非机械化农业劳动等
极重体力劳动	如非机械化的装卸、伐木、采矿、砸石等

④ 查出每日每千克标准体重需要的热量

不同劳动强度下热能需要量

不同劳动强度每日	每千克标准体重所需要的热量／千卡
极轻体力劳动	20～25
轻体力劳动	25～30
中等体力劳动	30～35
重体力劳动	35～40
极重体力劳动	40～45

⑤ 计算每日所需总热量

下面就以标准体重55千克、轻体力劳动为例，计算一下每天应该摄入的总热量是多少。

标准体重（千克）×每日每千克标准体重需要的热量（千卡）=55×（25～30）=1375（约1400）～1650（千卡），每天所需热量取中值1500千卡。

第二步："90 千卡"为一份，看看每天要吃多少份

将食物细分成 8 类，以 90 千卡热量为一份，不同食物所需的量是不同的，掌握了这一标准，就可以此标准来进行食物交换。具体食物的分量如下（重量均指生重）。

类别	重量/克	食品	类别	重量/克	食品
谷类	25	大米、小米、玉米等	蔬菜类	500	白菜、菠菜、韭菜、油菜、芹菜、冬瓜、黄瓜、茄子、茼蒿、苦瓜、鲜蘑、番茄等
		高粱米、薏米、绿豆、红小豆、黑豆等		400	青椒、冬笋、菜花等
		面粉、挂面、荞麦面等		350	南瓜、胡萝卜等
	200	带棒鲜玉米		250	洋葱等
豆类	25	大豆（黄豆）		100	土豆、地瓜、山药、藕、芋头等
	50	干豆腐	水果类	200	梨、苹果、橘子、李子、猕猴桃、葡萄、桃
	100	水豆腐			
	200	内酯豆腐		300	草莓
奶类	160	鲜牛奶、鲜羊奶等		500	西瓜
	120	酸奶		150	柿子、香蕉、鲜荔枝、山楂
	25	脱脂奶粉			
	20	无糖奶粉			
鱼虾类	80	金枪鱼、黄花鱼、泥鳅、鲤鱼等	油脂类	10	花生油、豆油、玉米油、香油、菜籽油、色拉油
		黄鳝、沙丁鱼、带鱼等			
		鲫鱼、虾、牡蛎等		15	花生、葵花子、核桃仁、松子、榛子
		鲜贝、甲鱼等			
肉蛋类	70	鸡肉、鸭肉、羊肉、牛肉、鸽肉、兔肉等			
		鸡蛋、鸭蛋、鹌鹑蛋等			
		动物肝、猪小排等			

第三步：确定三大营养素合理配比

蛋白质、脂肪和碳水化合物均能给机体提供热量，统称三大营养素。当人体内三种营养素摄入量都适当时，各自的特殊作用可发挥出来，并可起到互相促进和保护的作用，这种情况称为热量营养素平衡。

三种营养素提供的热量比例

根据高血压患者每日膳食中三大生热营养素的生热比例，计算出三大营养素所占的热量比例。

碳水化合物应占全天摄入总热量的 55%～65%；

蛋白质应占全天摄入总热量的 10%～15%；

脂肪不能超过全天摄入总热量的 20%～30%。

三种营养素需摄入的量

确定了各自的热量比例后，用各比值分别乘以日需总能量，就可得到三种营养素各自所需的量，用各自的这个量乘以各自的产热率计算出具体食物的量。

例如，以日需要热量 1500 千卡为例，蛋白质分配为 15%，脂肪分配为 20%，碳水化合物分配为 65%。那么，每日需摄入的三大营养素的量为：

蛋白质：1500×15%÷4＝56.25（克）

脂肪：1500×20%÷9＝33.3（克）

碳水化合物：1500×65%÷4＝243.75（克）

 大医生悄悄告诉你

三种营养素的产热率

三种产能营养素在体内实际产生的能量为：

1 克碳水化合物→4千卡；

1 克脂肪→9千卡；

1 克蛋白质→4千卡。

三种营养素比例失调危害大

体内的三种营养素摄入比例不是一成不变的，但也要保持相对均衡，不宜超过太多，否则就会对身体健康带不利。

其中，当膳食中碳水化合物过多时，热量比例会增高，易造成体重增加，加重消化系统和肾脏的负担，并影响其他营养素的摄入；当膳食中脂肪摄入过高时，易引发肥胖、高血压和心脏病；当膳食中蛋白质摄入过高时，会影响蛋白质功能的发挥，造成蛋白质浪费，影响体内的氮平衡，加重肾脏负担。

第四步：早、中、晚三餐以 3：4：3 的热量比分配

了解了三大营养素的热量配比后，高血压患者还需要了解一下一日三餐中每一餐的热量分配，把控到每一餐的饮食热量配比才更有利于血压的控制。

一日三餐的热量分配

营养学家们的研究成果表明，一日三餐最合理的热量分配比例为 3：4：3，具体的分配方案是：早餐占当天总热量的 30%~40%；午餐占 30%~40%；晚餐占 20%~30%。这是符合正常健康人一天生理活动中热量需求的，大体上也适合高血压病患者。

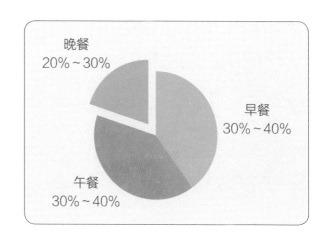

一日三餐的营养需求

碳水化合物应占全天摄入总热量的 55%~65%，蛋白质应占全天摄入总热量的 10%~15%，脂肪的摄入量不能超过全天摄入总热量的 30%，胆固醇每天限制在 300 毫克以内。每天蔬菜的食用量为 400~500 克，水果的食用量为 200 克。

早、中、晚三餐中所需的营养素的量

以每天摄入 1500 千卡的热量为例，其中每天碳水化合物适宜摄入的量为 243.75 克，每天脂肪应摄入的量为 33.3 克，每天蛋白质应摄入的量为 56.25 克，则早、中、晚三餐每餐所需要摄入的三种营养素的量如下。

单位：克

类别	早餐	中餐	晚餐
碳水化合物	243.75×30%＝73.13	243.75×40%＝97.5	243.75×30%＝73.13
脂肪	33.3×30%＝9.99	33.3×40%＝13.32	33.3×30%＝9.99
蛋白质	56.25×30%＝16.88	56.25×40%＝22.5	56.25×30%＝16.88

早餐要"全"，避免清晨高血压

早餐品种丰富，营养均衡

早餐是一天中最重要的一餐，对高血压人群来说更是如此。早餐不能只看重数量而无质量，不仅要吃，还要吃饱、吃好。这里的饱不能只是生理上的，更要保证营养上的"饱"——营养均衡。

一顿营养丰富的早餐应该包括主食、粥等碳水化合物，肉类、鸡蛋、牛奶等动物性食品，以及豆浆、新鲜蔬菜和水果。

保证能量供给

早餐中除了要注意各种营养素的供给外，也要注意能量的供应，一般来说，早餐的热量应占全天总热量的30%~40%。

健康早餐应具备四大元素

早餐是最应该用心的一餐，不吃早餐危害重重，高血压患者不仅不能省略早餐，而且一定要吃有质量的早餐。健康的早餐应具备四大元素：主食、蛋白质类食物、蔬菜和水果。

宜软不宜硬，干稀都要有

清晨，人体的脾脏还处于困顿、呆滞的状态，常常胃口不开、食欲不佳，尤其是老年人。因此，早餐不宜进食油腻、煎炸、干硬以

大医生悄悄告诉你

营养早餐搭配技巧

选择主食或粥时，尽量要搭配一些膳食纤维含量高的粗杂粮；吃了主食再喝牛奶或豆浆，有利于钙的吸收；肉食可以直接吃一些提前炖煮好的熟食，也可以做一些方便加工的培根类；蔬菜不必太多，但不宜缺少；早上的水果是黄金，早餐吃些水果，营养功效会更好。

健康早餐四大元素

主食，如全麦面包、馒头、面条、红薯、山药等

蛋白质类食物，如牛奶、鱼、虾、鸡蛋、牛肉、豆类、豆腐等

蔬菜，如拌菜、水煮菜、炒菜等
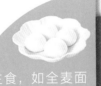

水果：直接食用或者打制果汁均可

及刺激性大的食物，而宜多吃易消化的温热、稀软食物，如热牛奶、热豆浆、汤面、馄饨、鸡蛋羹等，最好能喝点粥。

少一些精细主食，多些杂粮

现代人的饮食往往都吃得太过精细，不管是精白粉做的馒头、饼、面条等面食类，还是精白米做的米饭、大米粥等，其中的营养成分经过一道道的加工程序，能真正进入人体的已经很少，导致体内某些营养成分摄入不足，人体免疫力下降才会被多种疾病趁机而入。

在饮食中适当增加一些杂粮，不但有助于补充营养，增强机体抵抗力，更是保持身体健康、远离疾病的好办法。

现代研究发现，杂粮富含膳食纤维、维生素和矿物质等，能为机体补充多种营养。不同类型的杂粮还各有功效，比如表皮红色、紫色、黑色的富含花青素，黄色的能补充类胡萝卜素等。

变着花样喝杂粮粥，促进脂肪代谢

喝粥是我国人民的养生传统，且粥具有原料多、营养全、黏软细烂、好消化等特点，因而一直深受人们的喜爱。

高血压人群喝粥时，最好多加上一些杂粮，因为杂粮中不仅富含膳食纤维，而且不同的杂粮中往往还含有其特色营养，如燕麦中富含 β - 葡聚糖，荞麦中含有亚油酸，小米中含有色氨酸，这些成分对于高血压患者都非常有好处，因此不妨平时经常适量喝一些杂粮粥。

杂粮粥怎么喝

既然是杂粮粥，就一定要本着以"杂"为主的原则，这个"杂"主要体现在以下两点。

一是选料宜杂，可根据不同杂粮所含的营养及个人需求进行搭配。

二是要经常变换花样，不要只喝一种杂粮粥。

因此，建议高血压患者在熬粥时，不妨每次选取1~2种谷物类食材、1~2种杂豆类食材，再搭配上些红薯、南瓜、胡萝卜等，种类多些，颜色就多些，营养也会更丰富。

早餐应补充维生素

维生素 B_3、维生素 B_6 等 B 族维生素，有利于大脑的正常运作；维生素 C 可以促进胶原蛋白的合成，对大脑具有保护作用。因此，对于经常操作电脑或伏案工作的上班族来说，早餐中维生素也是不可缺少的。

吃点鸡蛋、牛肉、鱼肉补充蛋白质

早餐适当地吃一些鸡蛋、牛肉、鱼等含有丰富蛋白质和脂肪的肉类，不仅可以补充蛋白质，还有助于提高新陈代谢，促进机体各功能的运转。

鸡蛋蛋白质中含有人体所有必需氨基酸，是优质蛋白质的绝佳来源；牛肉中蛋白质不仅丰富，100 克牛里脊就可产生 22 克一流的蛋白质，而且其氨基酸组成更接近人体需要，能提高机体抗病能力；鱼肉中不仅含有大量的优质蛋白，而且脂肪含量低，且纤维细而软，更易于消化。

来点清淡少油的小拌菜或水煮菜

一天要吃至少 500 克蔬菜，而中午常常吃快餐，新鲜蔬菜更是少得可怜，所以早餐中蔬菜就更不可少了。

早餐可以来点清淡少油、又好做的小拌菜或水煮菜，如水煮白菜、拌芹菜、菠菜汤等，量不需要太多，就能达到既补充维生素又调节口味的目的，如担心早上来不及做，可在头天晚上先稍做加工，放在冰箱里，第二天稍加工即可；如将芹菜、圆白菜用水焯好，吃时拌点油盐即可。

此外，也可将蔬菜、水果一起鲜榨成汁饮用，注意不要过滤，最好带渣一起饮用。

 大医生悄悄告诉你

选择营养密度高的食物

营养密度就是一定量食物中某种微量营养素的数量和其中所含热量的比值。2015 年版《美国膳食指南》中就特别提到了这个概念。

我们说食物要多样化，单独强调哪一种食物都是不科学的，而营养密度就在我们选择食物的时候提供了一个标准，那就是选择营养密度高的食物。

比如在热量大同小异的前提下，要优选膳食纤维和维生素含量高的食物。

7~8 点是最佳早餐时间

对于高血压患者来说，早餐的时间也是很重要的，一般来说 7~8 点是吃早餐的最佳时间，因为经过早起后的少量活动，这时人的食欲最旺盛。

此外，早餐与中餐以间隔 4~5 小时为好。如果早餐较早，那么早餐数量应该相应增加，或将午餐时间相应提前；反之如果早餐时间较晚，则其数量宜适量减少。

外食族边走边吃会加大血管压力

对学生或上班族来说，为了赶时间，早餐往往都是在外"应付"了事，甚至还有人养成了边走边吃的坏习惯，这是很不利于健康的，对于高血压患者的影响就更大了。

马路上尘土飞扬，又有汽车尾气污染，会使更多的灰尘进入口腔。边走边吃，呼吸不均匀，会带进更多的空气，食物吞咽的阻力加大，肠胃负担加大，影响食物的消化和吸收，还易发生呛食、噎塞等意外。

此外，站着吃东西或边走边吃，会给心血管系统增加额外负担，对于高血压患者来说，无疑是一种雪上加霜的行为。

早餐前要注意补水

经过一夜睡眠，机体通过尿、皮肤、呼吸消耗了大量的水分和营养，早上起床后往往处于一种生理性缺水状态。因此，早起后要先注意补水，适量喝一些温开水，既可补充生理缺水之需，又可清洁人体器官、稀释血液，对于晨起血压高的状况也有一定的改善作用。

早餐没吃水果，上午 10 点左右补上

上午 10 点左右，由于经过一段紧张的工作和学习，碳水化合物基本上已消耗殆尽，此时吃个水果，其果糖和葡萄糖可快速被机体吸收，以补充大脑和身体所需能量，而这一时段恰好也是身体吸收能量的活跃阶段，水果中大量的维生素和矿物质，对新陈代谢具有非常好的促进作用。

午餐要"杂"，稳定血压降血脂

午餐品种要丰富

上班族往往没有太多时间做一顿丰富的午餐，甚至更多的都是直接在外面解决，因此很多人会草草解决午餐，简单对付一下即可，如吃一碗面条，甚至是吃点零食和水果就解决了。

面条当午餐确实方便，但蛋白质、脂肪摄入量不足，矿物质、维生素等营养素更是缺乏；以零食和水果当午餐其营养可能更少。这种吃法不仅会使机体的营养需求得不到满足，还会影响晚餐，使晚餐吃得更多，打破了一天的营养和热量需求平衡。

米饭中掺入杂粮、蔬菜和芝麻

主食在膳食结构中具有重要地位，吃足够的主食对维持膳食平衡及合理营养具有重要意义。其中，米饭是大部分人每天都离不开的主食，但是其营养成分相对单一，而且较为单调。

如何给自己一个更加丰富的午餐主食呢？一个好办法是，在米饭中掺入一些杂粮或蔬菜，其营养价值就会提高很多，而且还可增强控压作用。

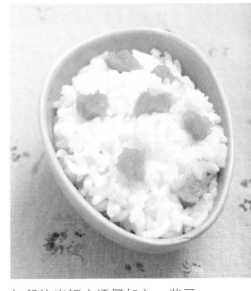

每天做饭时，加入一把糙米、燕麦、小米、黑米、红小豆、红薯或芋头等其他谷类、豆类、薯类，当然也可加入橙色的胡萝卜、黄色的玉米粒等其他自己喜欢的一些食材，粗细搭配，不仅富含膳食纤维、矿物质等营养素，色泽、口感也会更丰富，更诱人食欲，同时还有降低胆固醇、降低餐后血糖和血脂、减少心脏病发作和脑卒中概率等作用。

午餐的米饭中适量加入一些豆类、薯类或芝麻等杂粮，不仅有助于改善纯米饭的单调乏味，同时也使营养成分更丰富，增加了降压功效。

选择高膳食纤维的蔬菜帮助排钠

膳食纤维对人体有着多方面的作用：首先，可以调整糖类和脂类代谢，进而防止血压上升；其次，还能与胆盐结合，避免其合成为胆固醇沉积在血管壁上而升高血压；此外，还有助于促进钠的排出，降低血压。

人们一般都在午餐中摄入了最多的热量、脂肪和盐分，为了避免这些成分过多地在体内滞留，就需要摄入适量膳食纤维。建议午餐中不妨多选择一些海带、山药、洋葱、香菇、芦笋、芹菜等高纤维蔬菜。

吃点菌菇，营养又降压

研究发现，菌菇中含有多种营养成分，尤其是酪氨酸酶，对降低血压很有好处，可以说是高血压患者的天然降血压食品。如香菇中含有丰富的钾、钙等，还含有核糖类物质，可抑制肝脏内胆固醇的增加，促进血液循环；金针菇中赖氨酸的含量特别高，含锌量也比较高，同时也是一种高钾低钠食物，特别适合高血压患者、肥胖者和中老年人食用。

此外，平菇、猴头菇、杏鲍菇等也含有很多营养成分，在午餐中适量加入，不仅有助于丰富我们的午餐，同时也是降压的好选择。

最适于高血压人群的四大烹调方式

清蒸：最能保持食物的原汁原味、保留食物营养。

煮炖：煮炖是将处理好的原料放入足量汤水中，至原料成熟时再出锅。这种烹调方法比较温和，水分不易流失，对营养素的损害比较小，但是必须控制好火候。

凉拌：新鲜的蔬果富含纤维素和维生素 C。不经过加热生吃，或在加热后使其冷却，再加入调味料的烹调方法，可更好地保存食材原有的营养成分，同时也可减少油脂的摄取量。

炒、爆、熘：除蔬菜以外，挂糊或上浆是不可缺少的工序。原料表面裹上稀薄的蛋清和淀粉，与热油接触以后，表面形成一层保护膜。且加热时速度快、时间短，其中的水分、风味物质和营养素不易损失，可使菜肴鲜嫩。

低脂肪肉食是高血压患者的好选择

午餐中肉、蛋、鱼都可以有，但高血压患者最好选择那些低脂肪类肉食，如鱼肉、鸡肉、牛肉、羊肉、排骨、猪瘦肉等，而应远离牛、猪的五花肉，以及熏肉、动物油、油浸沙丁鱼等高脂肪类肉食。

每周吃 1~2 次鱼

高血压患者在午餐中要注意适度增加吃鱼的频率，每周保证 1~2 次，有助于提升高密度脂蛋白的水平，这种物质有利于清除动脉壁上多余的胆固醇，不仅可降低普通人患心血管病的风险，对于高血压患者改善血管、稳定血压也很有好处。

不吃肉时，豆类及其制品是很好的替代品

大豆蛋白质含量非常高，而且是非常优质的植物蛋白质，有"地里长出来的肉"之称号。

用大豆代替一部分动物性食品，在获得优质蛋白质的同时，还可避免因食用动物食品而摄入过多的脂肪和胆固醇，从而降低了患高血压的风险。

所以，在日常午餐中适当添加一些大豆，对于高血压的防治是很有好处的。

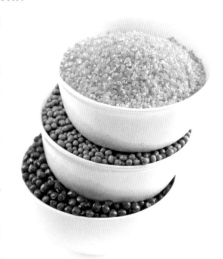

需要提醒的一点是，大豆的蛋白质含量为 35% 左右，整粒熟大豆的蛋白质消化率仅为 65.3%，但加工成豆浆可达 84.9%，加工成豆腐可提高到 92%~96%。所以，在日常生活中，不仅要适当吃一些整粒的大豆，同时还要注意适量食用一些大豆制品。

豆类不含饱和脂肪，是非常好的优质蛋白质来源，因此应该增加豆类的摄入，最好每天 30~50 克。

高钾、高钙食物促进钠排泄

含钾高的食物，可将体内多余的钠置换出去，降低体内钠含量；钙可增加尿钠的排泄，减轻钠对血压的不利影响，两者都有利于高血压患者降低血压，午餐中不妨适当多选择高钾、高钙食物。

钾、钙含量都较高的食物有豆类及其制品、海带、芹菜、蘑菇等。

午餐外食族，不妨自备一点蔬果

一般情况下，外食族的午餐往往都有动物性脂肪摄入过多、蔬菜量不足的问题，导致膳食纤维和维生素摄入不足。其实要解决这一点也不难，外食族不妨经常自备一些蔬果，如生菜、黄瓜、番茄等可生食的蔬菜，或苹果、梨、葡萄等应季水果。

上班族自带午餐，做到八成熟即可

对于上班族的高血压人群来说，在外面吃午餐，即使把好选择关，会吃进多少油盐也很难由自己做主，因而很多人会选择自带午餐，放多少油、放多少盐全由自己决定。

不过，自带午餐是需要通过微波炉加热后食用的，因此为了防止二次加热环节影响午餐的整体营养，备餐时，素菜做到八九成熟即可。这样一来，不但准备的时候省时，也有助于更多营养成分的保留，一举两得。

注意午餐时间和进食速度

每天11：00～13：00属于正常午餐时间。按时进食午餐，可以使胃肠道功能正常发挥。

因为下午要上班，所以很多上班族午餐时讲究速度，吃得很快，但是对于高血压患者来说，一定要注意午餐速度不宜太快，用餐时间不宜少于20分钟。

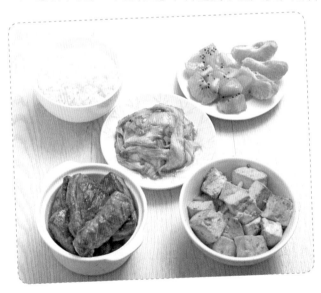

自带午餐，素菜最好选择豆角、茄子、西蓝花、芹菜、胡萝卜、莲藕、菌菇类等非绿叶菜类，以免长时间放置后影响口感及产生大量亚硝酸盐。

晚餐要"清淡"，保护血管

晚餐原则：宜简不宜丰，清淡易消化

"早餐吃得像皇上，午餐吃得像平民，晚餐吃得像乞丐"，这是现代人对一日三餐饮食原则一个很好的总结。

晚餐吃得过多，消耗不掉的营养就会在体内堆积，造成肥胖；同时，还会对睡眠不利，易导致消化不良和失眠。因此，晚餐要简单、清淡、易消化。

晚餐应吃得简单些，且不应吃得过饱，一般来说，晚餐所摄入的热量应控制在全天摄入总热量的30%以下。

晚餐宜清淡、易消化，不要太丰盛，以富含维生素和碳水化合物的食物为主，并多摄入一些新鲜蔬菜，尽量减少蛋白质、脂肪类食物的摄入。

 大医生悄悄告诉你

晚餐大快朵颐危害多

晚餐时大吃一顿，热量堆积过多，第二天的早餐和午餐就没有了胃口，然后等到晚上再大吃一顿，如此恶性循环，机体新陈代谢速度减慢，开始分解肌肉而不是脂肪来提供热量。

长此以往，很多疾病便会找上门，最常见的有肥胖症、高脂血症、高血压、糖尿病、冠心病、急性胰腺炎、肠癌、尿道结石、神经衰弱等。

所以，晚餐要少吃，七八分饱即可，这样才能远离疾病。

凉拌菜或生拌菜是晚餐的好选择

高血压患者的饮食原则是清淡、少盐，尽量减少油脂的摄入，尤其是晚餐。营养专家建议，高血压患者晚餐可以试试凉拌菜或者生拌菜，不仅能使人胃口大开，同时能确保人体健康。

适合凉拌、生拌的菜往往气味独特清新，口感清脆有劲，生食或焯烫后即有诱人香气，加少量调味料调拌后，不仅清淡、少盐，降低了油脂的摄入，而且营养丰富。

黄瓜、柿子椒、白萝卜、生菜、大白菜这些蔬菜，生食口感脆嫩、甘甜，通常洗净刀切后，即可直接调味拌匀食用。黄瓜富含多种维生素，同时有较好的利尿作用，生食更有利于营养成分的吸收利用；柿子椒可防治坏血病；白萝卜含丰富的维生素C、锌、钾，有助于增强机体免疫功能，提高抗病能力，软化血管；生菜中富含莴苣素及多种维生素，有消脂、降低胆固醇的作用，有利于血管健康；大白菜含有丰富的蛋白质、多种维生素、钙、磷、铁,以及大量的粗纤维,有降血压、降胆固醇的作用。

晚上喝粥不如喝豆浆,汤面改蔬菜汤

很多老年高血压患者晚餐都喜欢吃一些汤汤水水,这样不仅好消化,有助于肠胃健康,同时也有利于控制晚餐的食量,有助于身体健康和控制血压。

很多老年人晚餐更喜欢吃粥、面汤类,其实,相比各种粥类、面汤、汤面等,豆浆和蔬菜汤更有利于高血压患者的健康。

粥的主要成分是碳水化合物,而豆浆是用黄豆、黑米等豆类或五谷类浸泡后磨制成的饮料,豆类蛋白质含量高,甚至比肉类的蛋白质含量还要高。除蛋白质、钙、铁等营养物质外,豆类中还含有叶酸、胆碱、不饱和脂肪酸和卵磷脂等,有利于降低血液中的胆固醇浓度,预防多种心脑血管疾病和其他慢性病,是老年人补身祛病的良好饮品。

相比面汤或汤面中碳水化合物占很大比重的营养配比,蔬菜汤中的营养成分要更丰富一些,因为早、午餐已经食用了较多的碳水化合物,晚餐减少碳水化合物的摄入量更有利于血压、血糖的控制。煮一碗清淡少油的蔬菜汤做晚餐,不仅可避免晚上肚子饿,也能补充现代人普遍摄取不足的膳食纤维,促进肠道蠕动,并可减重。

外食族晚餐必选三类蔬菜

至于三餐在外、无暇下厨的外食族,晚餐该如何吃才能减重?以挑选自助餐菜色为例,建议在营养均衡和热量不超标的前提下,应吃足 3 份蔬菜,深绿色蔬菜、白色蔬菜和菇类各一份。

深绿色蔬菜的营养成分比一般蔬菜要高很多,富含维生素 C、钾、铁、钙、镁等成分,热量低、饱腹感强,能够帮助排出多余钠盐,有助于控制血压。

白色蔬菜主要指富含淀粉的山药、莲藕、土豆,可以当菜食用,也可以取代部分主食,有利于高血压患者控制体重。

菌菇类富含膳食纤维,不仅有很好的抗氧化、保护血管的作用,还可以促进多余胆固醇的代谢,防止血脂堆积引发的血压升高。

外食族的晚餐除了这三类蔬菜外,还可以搭配清淡、低油烹调的肉类和豆制品,补充人体所需的蛋白质。

晚餐少肉食，以避免血压猛然上升

晚餐过多进食肉类，不但会增加肠胃负担，影响睡眠，还会使血压猛然上升，加上人在睡觉时血流速度大大减缓，大量血脂就会沉积在血管壁上引起动脉粥样硬化，更易患上高血压。科学实验证明，晚餐过多进食肉类的人，比经常进食素食的人血脂一般要高 2~3 倍，而患高血压、肥胖症的人如果晚餐爱吃荤食，害处则更大。

因此，晚餐一定要少吃肉食，以富含碳水化合物的食物为主，尤其应多摄入一些新鲜蔬菜，尽量减少蛋白质、脂肪类食物的摄入。

粗粮细作好消化，不胀气，促睡眠

晚上吃一些在消化过程中会产生较多气体的食物，会让人产生腹胀感，影响睡眠。首先是各种豆类。豆类所含的低聚糖被肠道细菌发酵，能分解产生一些气体，进而引起打嗝、肠鸣、腹胀、腹痛等症状。此外，土豆、芋头、玉米、香蕉、面包、柑橘类水果和添加木糖醇（甜味剂）的饮料及甜点等，也最好少吃。

补充富含 B 族维生素和镁的食物，促进睡眠

晚餐时多吃一些香菇、菠菜、黑米、坚果、豆类等富含 B 族维生素的食物可以促进睡眠。如维生素 B_{12} 可维持神经系统健康，缓解烦躁不安的情绪；维生素 B_6 可以帮助制造血清素，而它和维生素 B_1、维生素 B_2 一起作用时，更有利于睡眠。

此外，镁是天然的放松剂和镇静剂，晚餐时吃些玉米、杏仁、麦类、海藻类等富含镁的食物，不仅可以促进睡眠，还有助于增强抗压能力。

晚餐忌吃太晚

晚餐不宜吃得太晚，否则易患尿道结石。不少人因工作关系很晚才吃晚餐，餐后不久就上床睡觉。人在睡眠状态下血液流速会变慢，小便排泄也随之减少，而饮食中的钙盐除被人体吸收外，余下的要经尿液排出。

 大医生悄悄告诉你

晚餐时间最好不超过 20 点

不少人因工作等原因习惯很晚才吃晚餐，这样餐后不久就上床睡觉，不仅影响食物的消化吸收，还容易罹患尿道结石，甚至引发肥胖等症。

其实，晚餐最好安排在 18~19 点。偶尔进食较晚时，可在饭后 1 小时左右进食少量的山楂等帮助消化。

据测定，人体排尿高峰一般在进食后 4~5 小时，如果晚餐过晚，会使排尿高峰推迟至午夜，甚至凌晨，而此时人睡得正香，往往不会起床小便，这就使高浓度的钙盐与尿液在尿道中滞留，与尿酸结合生成草酸钙。当草酸钙浓度较高时，在正常体温下可析出结晶并沉淀、积聚，形成结石。

忌黏硬不易消化的食物

汤圆、年糕、切糕等食物多黏硬不易消化，干煸、干炸等食物干硬又水分少，同样不易消化，这些食物进入肠胃后，会直接影响肠胃的工作，让肠胃的消化活动变得异常亢奋，使本来应得到休息的肠胃不仅得不到应有的休息，同时还会对血管内血液的供应带来压力，长期下来不仅使血压、血脂升高，还易患急慢性胃炎等胃病。

加餐的食物选择

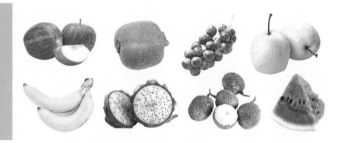

水果
苹果、香蕉、猕猴桃、橘子、西瓜、葡萄、梨、火龙果、红枣、樱桃、桃子、荔枝、草莓

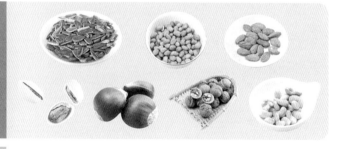

坚果
葵花子、花生、核桃、南瓜子、开心果、栗子、杏仁、腰果

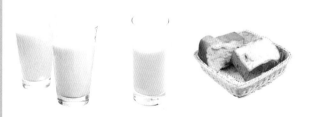

其他
牛奶、豆浆、全麦面包

不同热量全天带量食谱推荐

1400~1500 千卡

早餐

带量食谱

豆浆 200 毫升 + 玉米发糕（面粉 35 克、玉米面 15 克）+ 拌海带丝（水发海带丝 100 克、熟芝麻 10 克、香油 2 克、醋 3 克）+ 水煮鸡蛋 1 个（55 克）

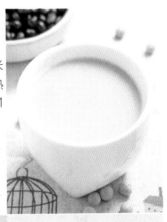

能量计算器

脂肪 12.5 克　　钠 273 毫克　　热量 349 千卡

午餐

带量食谱

红豆米饭（大米 30 克、红小豆 10 克）+ 焖平鱼（平鱼 200 克、植物油 2 克、盐 1 克）+ 茄汁菜花（番茄 50 克、菜花 250 克、植物油 4 克、盐 1 克）

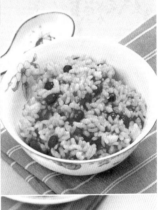

能量计算器

脂肪 21 克　　钠 994 毫克　　热量 537 千卡

晚餐

带量食谱

花卷 1 个（50 克）+ 腐竹拌黄瓜（腐竹 50 克、黄瓜 200 克、香油 3 克、盐 1 克）+ 木耳洋葱汤（洋葱 50 克、黑木耳 30 克、瘦肉 50 克、植物油 3 克、盐 1 克）

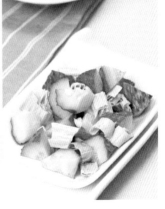

能量计算器

脂肪 21.5 克　　钠 931 毫克　　热量 517 千卡

1500~1600 千卡

早餐	**带量食谱**
	扬州炒饭（米饭50克，鸡蛋50克，土豆、胡萝卜各30克，豌豆20克，油2克，盐0.5克）+拍黄瓜（黄瓜100克、醋5毫升、香油2克、盐0.5克）+牛奶（150毫升）
	能量计算器
	脂肪21克　　钠570毫克　　热量504千卡

午餐	**带量食谱**
	玉米馒头（玉米面50克、面粉20克）+杏鲍菇炒青椒片（杏鲍菇60克、青椒40克、植物油3克、盐1克）+肉末酿豆腐（豆腐100克、肉末50克、植物油4克、盐1克）+紫菜蛋花汤（紫菜10克、鸡蛋10克、香油1克）
	能量计算器
	脂肪19克　　钠828毫克　　热量590千卡

晚餐	**带量食谱**
	红豆粥（大米、红小豆各20克）+醋油土豆丝（土豆100克、油4克、盐1克）+清炒油麦菜（油麦菜200克、植物油3克、盐1克）
	能量计算器
	脂肪22克　　钠880毫克　　热量506千卡

1700~1800 千卡

早餐

带量食谱

豆浆 200 克 + 蒸饺（面粉 75 克、鸡蛋清 1 个、猪瘦肉末 150 克、韭菜 150 克、香油 3 克、盐 1 克）+ 猕猴桃 150 克

能量计算器

脂肪 11 克　　钠 476 毫克　　热量 521 千卡

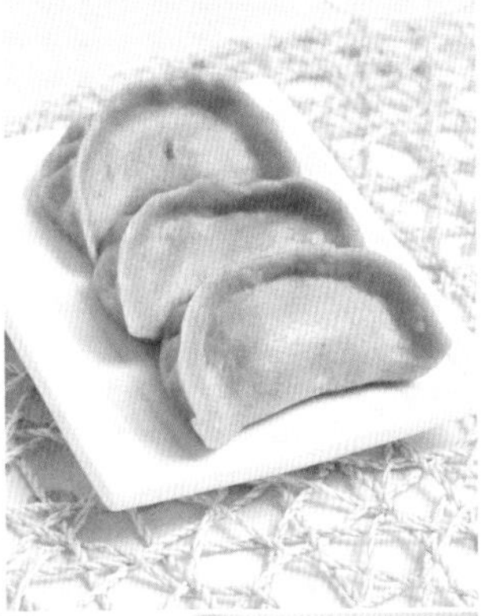

午餐

带量食谱

绿豆米饭（大米 75 克、绿豆 25 克）+ 香菇烧肉（瘦肉 50 克、鲜香菇 25 克、胡萝卜 25 克、植物油 4 克、盐 1 克）+ 炒苋菜（苋菜 300 克、植物油 3 克、盐 1 克）

能量计算器

脂肪 12 克　　钠 1051 毫克　　热量 532 千卡

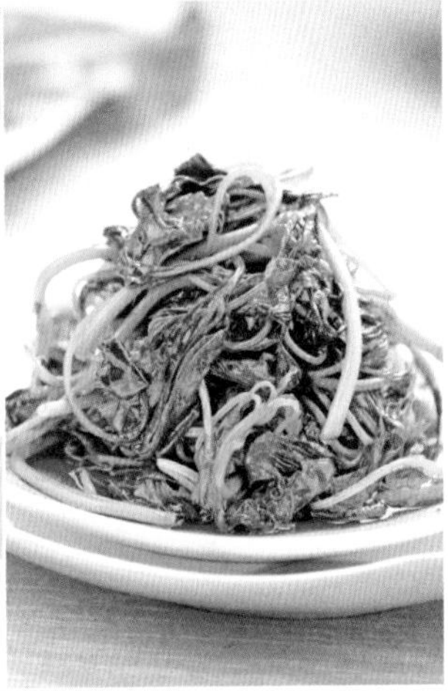

晚餐

带量食谱

发面饼（面粉 100 克）+ 豆干炒圆白菜（圆白菜 100 克、豆腐干 50 克、植物油 4 克、盐 1 克）+ 口蘑烧油菜（口蘑 50 克、油菜 200 克、植物油 4 克、盐 1 克）

能量计算器

脂肪 14 克　　钠 927 毫克　　热量 668 千卡

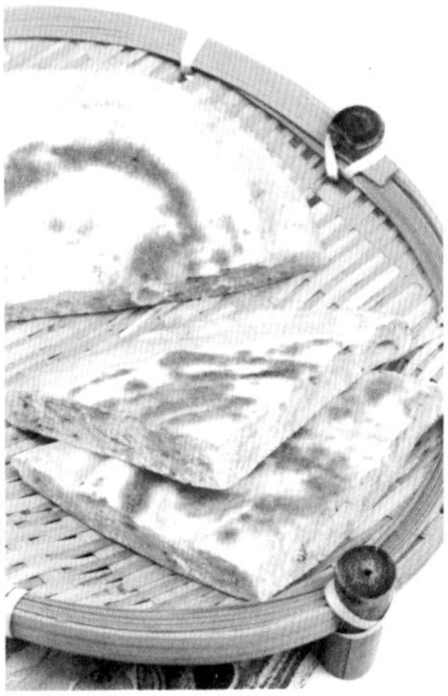

1800~1900 千卡

早餐

带量食谱

鲜牛奶250克＋花卷（面粉75克）＋青椒拌豆干（青椒75克、豆腐干50克、香油4克、盐1克）＋熟鸡蛋1个（约60克）

能量计算器

脂肪21克	钠573毫克	热量574千卡

加餐

松子25克

能量计算器

脂肪15克	钠1毫克	热量161千卡

午餐

带量食谱

红薯饭（大米75克、红薯100克）＋苦瓜熘肉片（猪瘦肉60克、苦瓜100克、植物油4克、盐1克）＋番茄烧茄子（茄子100克、番茄50克、植物油4克、盐1克）

能量计算器

脂肪19克	钠828毫克	热量590千卡

晚餐

带量食谱

全麦馒头（全麦面粉50克）＋鲜蘑炖鸡（鲜蘑50克、家养鸡100克、植物油4克、盐1克）＋素炒莴笋（莴笋200克、植物油4克、盐1克）＋小米粥1碗（小米20克）

能量计算器

脂肪22克	钠880毫克	热量506千卡

Part 4

什么都能吃
关键是怎么吃

五谷主食怎么吃

每天摄入 250~400 克

　　膳食中有足够的主食，才能避免摄入过多的含动物性脂肪的食物，避免出现能量过剩和脂肪过多的情况。

　　主食在膳食结构中应占主要地位。根据《中国居民膳食指南》建议：成年人每天应摄入的主食量应在 250～400 克。

全谷物和杂粮杂豆 50~100 克

大医生悄悄告诉你

豆类有助降低胆固醇的不良影响

　　未经过精细加工的糙米、全麦面粉等全谷物，以及玉米、高粱、燕麦、小米、薯类、豆类等杂粮，能供给人体较多的热量，且其中的蛋白质、膳食纤维及矿物质、维生素等含量也较高，具有较高的营养价值，在日常饮食中应注意适量摄入。

　　研究发现，豆类食物富含膳食纤维，每天定量吃一些豆类食物的人，可降低胆固醇对身体的不良影响，使血液中的坏胆固醇（低密度脂蛋白胆固醇）含量降低 5%。尽管 5% 似乎看起来效果不大，但长期下来效果会更明显。

　　五谷杂粮虽好，但也不能拒绝细粮，只吃粗粮也是不健康的。因为粗粮会影响蛋白质、维生素以及某些微量元素的吸收，过量食用粗粮甚至会导致营养不良。

　　此外，豆类也可协助他汀类药品的效用，降低胆固醇对血管的伤害，有助于维持身体健康。

　　根据《中国居民膳食指南》的建议，成年人每天适宜摄入的五谷杂粮为 50～100 克，占主食总量的 1/5～1/3。对于高血压人群来说，每天适宜摄入的全谷物和杂粮杂豆比例可再适当稍高一些，但最好不超过 150 克。

　　此外，日常饮食中要注意粗细搭配或粗细粮轮流食用，这样才能使粗细粮中的营养成分互补，以满足机体需要。

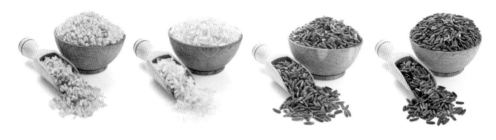

红小豆、绿豆、芸豆、扁豆、黑豆等杂豆类中钾的含量十分丰富，钾可以促进体内钠元素的排出，有利于高血压患者血压的控制；在日常食用时，可以搭配稻米、燕麦、小米、玉米等谷类食物做成五谷米饭、八宝粥、红豆汤、绿豆汤等，都是较好的吃法。

此外，豆腐中钙和镁的含量也较高，高血压患者每天也应适当食用。

多种颜色搭配吃

五谷杂粮颜色丰富，黑、红、黄、绿、白，我们在日常饮食中也要注意多种颜色的五谷一起搭配着吃。

一般来说，每次搭配 2~5 种最适宜。如高粱和大豆都属于杂粮，两者可以搭配红小豆一起食用；绿豆清热利尿，白色的大米、薏米可以润肺清热，可以搭配食用；小米色黄，常食能补脾益胃，同样是黄色的玉米也可以补益脾胃，与大米搭配食用，效果会更好；而红色的红米、红小豆、枸杞子、红枣等富含铁，搭配食用补血的功效会大大增强。

如果主食中加油、盐，炒菜时就要少放

高血压患者食用主食时还要注意一个问题，有些主食的加工过程中往往会加入油和盐，如各种饼类、包子、花卷、面条、炒面、炒饼、炒饭等，其中所含的油、盐量也不宜忽视。

如果做面食时加了一定数量的油、盐，那么在菜、肉类烹调过程中就要注意减去这部分的油、盐用量，以控制油盐摄入量。

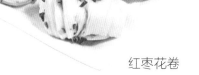

红枣花卷

需要控制体重者更要重视全谷物的摄入

2015 年版《美国膳食指南》对于谷物的摄入提出"至少一半应该是全谷类"，中国的推荐摄入量低于美国，但是仍有很多人不达标。对于肥胖者、需要减重者，摄入全谷物能帮助控制体重，同时避免血脂、血糖的升高。

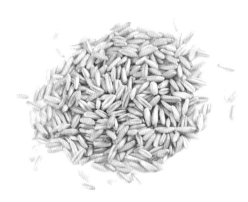

燕麦

排除多余钠，降低血清胆固醇

| 每天推荐量: 40 克 |
| 最佳食用时间: 早餐 |

（每 100 克可食部的含量）

热量	脂肪	蛋白质	碳水化合物	钠	钾
367 千卡	6.7 克	15.0 克	66.9 克	4 毫克	214 毫克

降压功效

燕麦含有丰富的膳食纤维，能帮助吸附体内的钠，将多余的钠排出体外，从而降低血压；还含有亚油酸，可维持血流畅通，降低血压。

燕麦能降低血液中胆固醇与甘油三酯的含量，可起到调脂减肥的功效，预防高血压合并高脂血症。

百变搭配

✔ **燕麦 + 大米** 抑制血糖上升。

✔ **燕麦 + 虾** 促进牛磺酸的合成。

满分吃法

购买纯燕麦片：市场上的麦片有多种，有的是各种麦片混合而成，以选择纯燕麦片最为理想，因为它是以 100% 的燕麦为原料制作加工而成。

不宜久煮：即食燕麦片可用开水冲泡，也可以煮食，且煮时更有利于营养成分的析出，但要注意烹煮的时间不宜过长。

做饼：燕麦除可煮粥外，还可用燕麦粉与土豆粉做成土豆燕麦饼，煎制、焙烤或煮食都是不错的选择，风味和口感都很好。

大医生悄悄告诉你

燕麦这样吃更降压

燕麦有抑制血糖值上升的作用，烹制含淀粉较多、容易升高血糖的大米、面粉等食物时，加入些燕麦一起烹制食用，对于减少餐后血糖上升问题有较好的帮助。

燕麦中的 β - 葡聚糖是水溶性纤维，煮食会大大增加 β - 葡聚糖的溶出，促进机体对其更好地吸收和利用。

食谱范例

豆浆麦片粥

及时补充钾元素

材料 黄豆60克，燕麦40克。

调料 白糖5克。

做法

1 黄豆用清水浸泡10~12小时，洗净；燕麦洗净，浸泡4小时。

2 把浸泡好的黄豆倒入全自动豆浆机中，加水至上、下水位线之间，煮至豆浆机提示豆浆做好，盛出。

3 将燕麦加适量清水放入锅中煮熟，再加入豆浆略煮即可。

2 人份

早餐 ☑ 午餐 ☑ 晚餐 ☑

功效揭秘

燕麦中的膳食纤维能吸附钠；豆浆含钾，能促进钠的排出。两者搭配做粥，能扩张血管，降低血压，同时增强食欲。

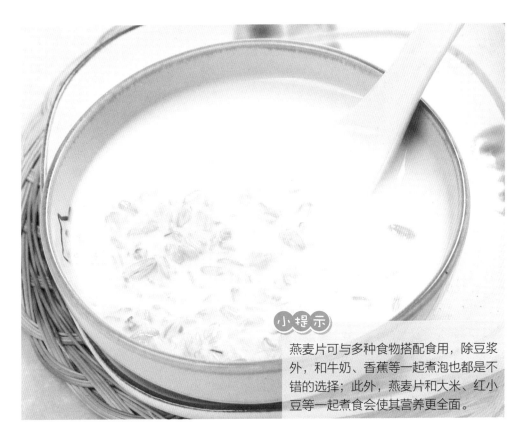

小提示

燕麦片可与多种食物搭配食用，除豆浆外，和牛奶、香蕉等一起煮泡也都是不错的选择；此外，燕麦片和大米、红小豆等一起煮食会使其营养更全面。

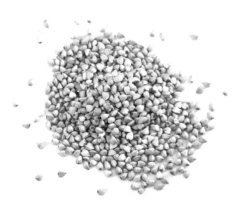

荞麦

软化血管，抑制血压上升

每天推荐量：60 克

最佳食用时间：粥品三餐均可，面条午餐食用

（每 100 克可食部的含量）

热量	脂肪	蛋白质	碳水化合物	钠	钾
337 千卡	2.3 克	9.3 克	73.0 克	5 毫克	401 毫克

降压功效

荞麦富含芦丁，芦丁能抑制会使血压上升的物质。荞麦中的钾有助于钠的代谢和排出，具有调节血压的作用。此外，它所含的膳食纤维能够降低血液中胆固醇的含量，降低血脂。

百变搭配

- ✔ **荞麦 + 大米**　均衡营养。
- ✔ **荞麦 + 酸奶**　降低胆固醇。

满分吃法

烹调前宜先用清水浸泡：荞麦较硬，直接做不易熟，烹调前宜先用清水浸泡数小时，但泡荞麦的水不要倒掉，因为其中含有较多的植酸、单宁等降压降脂成分。

不与黄鱼同食：荞麦性寒，黄鱼多脂，都是不易消化的食物，不宜同食。

荞麦粉营养全面又好吸收：对高血压患者来说，将荞麦炒熟后磨粉食用，不仅可以保证营养成分不流失，同时也有利于肠胃的消化吸收。荞麦粉可以直接用开水冲泡，也可以放入锅中煮成糊食用。

大医生悄悄告诉你

荞麦降压吃法注意事项

荞麦口感较粗糙，蒸或煮时宜加些面粉、大米等，这样会使其口感变得滑、软一些；与其他食物搭配可实现氨基酸等营养成分的互补，营养更均衡。

此外，荞麦中的膳食纤维含量非常高，是一般精制大米的 10 倍，因此不可一次食用太多，以免造成消化不良。

● 食谱范例

麻酱荞麦凉面

早餐 □　午餐 ☑　晚餐 □

帮助平稳血压

材料　荞麦面条60克，青椒、红椒、黄椒、香菇、绿豆芽各10克，芝麻酱15克。

调料　酱油、白糖各5克，盐、香油、蒜泥各少许。

做法

1　将所有蔬菜洗净，切成均匀的细丝，香菇和绿豆芽焯水；将面条煮熟，捞出后用凉开水冲凉，沥干水。

2　将芝麻酱盛入容器内，加入酱油、蒜泥、香油、盐、白糖及少许水，搅拌均匀；将面条放入碗中，倒入蔬菜，浇上调好的麻酱汁即可。

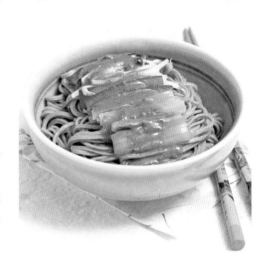

荞麦蒸饺

早餐 ☑　午餐 ☑　晚餐 □

促进消化系统健康

材料　荞麦粉150克，韭菜100克，鸡蛋1个（约60克）。

调料　姜末、植物油、香油各适量，盐2克。

做法

1　鸡蛋打入碗内，打散，用植物油煎成蛋饼，铲碎；韭菜择洗干净，切末。

2　将鸡蛋、韭菜、姜末放入盆中，加盐、香油拌匀，调成馅。

3　荞麦粉放入盆内，用温水和成软硬适中的面团，擀成饺子皮，包入馅，收边捏紧，做成饺子生坯，送入烧沸的蒸锅中火蒸20分钟即可。

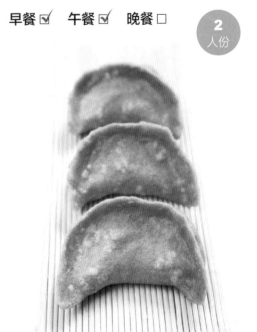

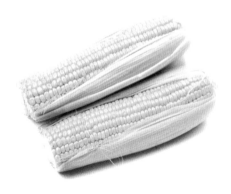

玉米

保持血管弹性，降低血脂

每天推荐量：鲜玉米每天摄入 100 克；玉米面、玉米糁每天摄入 50~100 克
最佳食用时间：三餐均可

（每 100 克可食部的含量）

热量	脂肪	蛋白质	碳水化合物	钠	钾
112 千卡	1.2 克	4.0 克	22.8 克	1 毫克	238 毫克

降压功效

　　玉米中所含的亚油酸和玉米胚芽中的维生素 E 协同作用，可降低血液胆固醇浓度并防止其沉积于血管壁，保持血管弹性，从而降低血压。

　　玉米含有高血压患者所需的钾、镁和钙。其中，钾能促进钠的代谢，镁能扩张血管、辅助心脏收缩，而钙具有降低血脂、抗血栓与扩张血管的功效。

百变搭配

　　☑ **玉米 + 松子仁**　增强血管弹性。

　　☑ **玉米 + 黄豆**　更好地吸收蛋白质。

满分吃法

　　吃鲜玉米要带着胚芽吃： 玉米胚芽含有丰富的抗氧化物，可保护血管健康，还能延缓衰老，所以吃玉米的时候一定不要舍弃胚芽。

　　煮玉米是种好吃法： 煮玉米虽然也会损失部分维生素 C，但其保存的营养成分最多，同时也能释放出更多的营养物质。

 大医生悄悄告诉你

黄色玉米中降压成分更多
　　吃新鲜玉米棒最好选择黄色的，因为其所含的对人体有益的 β - 胡萝卜素、玉米黄质等更丰富；此外，最好选择七八成熟的，因为太嫩的玉米水分太多，而太老的玉米则淀粉多，蛋白质少。

◎ 食谱范例

苦瓜番茄玉米汤

对控制血压有利

材料 苦瓜 100 克,番茄 50 克,玉米半根。
调料 盐 2 克。

做法

1 苦瓜洗净,去瓤,切段;番茄洗净,切大片;玉米洗净,切小段。

2 将玉米、苦瓜放入锅中,加适量水没过材料,大火煮沸后改小火炖 10 分钟,加入番茄片继续炖,待玉米完全煮软后,加盐调味即可。

2 人份

早餐 ☑   午餐 ☑   晚餐 ☑

功效揭秘

玉米可预防胆固醇沉积在血管壁;苦瓜含钾,有利于钠的排出;番茄含具降压作用的维生素 P。三者搭配做汤,少油少盐,对控制血压有利。

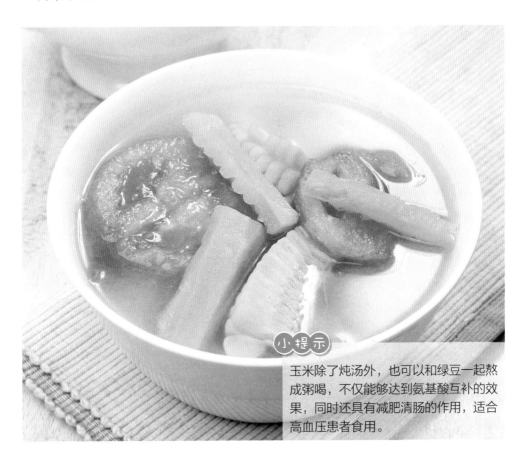

小提示

玉米除了炖汤外,也可以和绿豆一起熬成粥喝,不仅能够达到氨基酸互补的效果,同时还具有减肥清肠的作用,适合高血压患者食用。

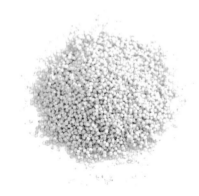

小米

抑制血管收缩，降低血压

| 每天推荐量: 60 克 |
| 最佳食用时间: 早餐、晚餐 |

（每 100 克可食部的含量）

热量	脂肪	蛋白质	碳水化合物	钠	钾
361 千卡	3.1 克	9.0 克	75.1 克	4 毫克	284 毫克

降压功效

　　小米所含的 B 族维生素、膳食纤维及钙等多种营养成分，具有抑制血管收缩、降低血压的作用。

　　小米中含有丰富的硒，可帮助人体制造前列腺素，前列腺素有控制血压的功能，还能扩张血管，预防动脉硬化。此外，小米对脾胃虚弱、消化不良、小便不利的高血压患者可起到调养作用。

百变搭配

- ☑ **小米 + 肉类**　补充赖氨酸。
- ☑ **小米 + 南瓜**　排钠降压。

满分吃法

　　淘洗小米不要用力搓：淘洗小米时不要用手搓，也不要长时间浸泡或用热水淘米，以避免水溶性维生素的流失。

　　小米煮粥要稠一点：小米熬粥时，应该等水沸腾后再加入小米，这样煮出来的小米粥才更浓稠，口感也更宜人，更有利于营养的吸收。

　　宜与豆类、肉类搭配食用：小米中缺乏赖氨酸，与富含赖氨酸的豆类或肉类一起食用，可以起到很好的互补作用。

 大医生悄悄告诉你

睡眠不好可以常喝小米粥

　　小米中 B 族维生素的含量丰富，同时小米还含有大量的色氨酸，色氨酸能促使大脑细胞分泌五羟色铵，五羟色铵能使人产生睡意，因此，睡眠质量不佳的高血压患者可以经常喝点小米粥，还可添加莲子等，促进睡眠的效果更好。

◎ 食谱范例

南瓜小米粥

抑制血管收缩，降低血压

材料 小米 50 克，南瓜 150 克，银耳 1 小朵。

调料 冰糖适量。

做法

1 南瓜去皮去瓤，切成小块；银耳提前泡发，洗净，撕成小碎片；小米淘洗干净。

2 将小米、南瓜、银耳一起倒入锅内，加水，大火烧开后，转小火煮 20~30 分钟，加冰糖调味即可。

早餐 ☑　午餐 □　晚餐 ☑　4 人份

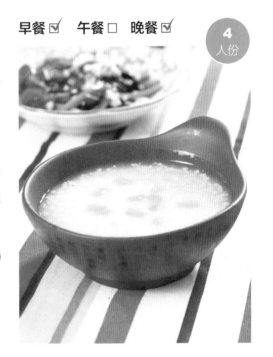

杂粮馒头

降压，补充膳食纤维

材料 小米面 60 克，黄豆面 30 克，面粉 50 克，酵母 5 克。

做法

1 将酵母用接近 40℃ 的温水化开并调匀；小米面、黄豆面、面粉倒入容器中，慢慢地加酵母水和适量清水搅拌均匀，揉成表面光滑的面团，饧发 40 分钟。

2 将饧发好的面团搓粗条，切成大小均匀的面团，逐个揉成圆形，制成馒头生坯，送入烧开的蒸锅蒸 15~20 分钟即可。

早餐 ☑　午餐 □　晚餐 ☑　2 人份

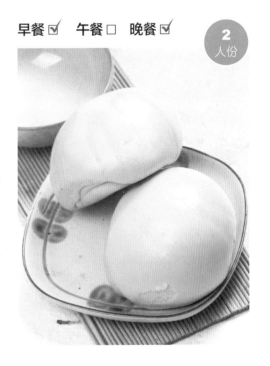

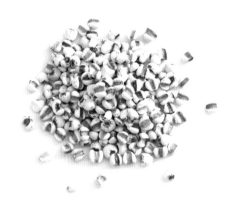

薏米

适宜脾胃虚弱的高血压患者食用

推荐用量: 40 克 / 天

最佳食用时间: 早餐、晚餐

（每 100 克可食部的含量）

热量	脂肪	蛋白质	碳水化合物	钠	钾
357 千卡	3.3 克	12.8 克	71.1 克	4 毫克	238 毫克

降压功效

　　薏米能扩张血管，有助于降低血压，富含维生素及膳食纤维等多种营养成分。

百变搭配

- ✔ **薏米 + 红小豆**　健脾养胃，利水祛湿。
- ✔ **薏米 + 龙眼**　改善皮肤干燥与粗糙。

满分吃法

　　冷水淘洗： 淘洗薏米时，宜用冷水轻轻淘洗，不要用力揉搓，以免造成水溶性维生素的流失。

　　浸泡后烹饪有利于营养吸收： 薏米较难煮熟，烹煮之前先浸泡 3~5 小时，让它充分吸收水分后再煮（高血压患者最好带泡米水一起煮），不仅更容易熟，其中的膳食纤维也更易为人体所吸收。

　　打成粉食用口感好： 薏米本身的口感较粗糙，打成粉做米糊或饼等食用，不仅口感好，简便易做，也更易消化吸收。

 大医生悄悄告诉你

薏米打浆，营养高效又好吃

　　薏米做粥做汤时，人们多数只喝其中的汤水，而剩余的薏米则往往被丢弃，很可惜。

　　除了打粉食用外，薏米浸泡后打浆也是一种好吃法。打浆时可以只打单纯的薏米浆，也可以加红小豆、黑豆，口感和营养功效都很不错。

◎ 食谱范例

薏米冬瓜瘦肉汤

防止胆固醇沉积

材料 猪瘦肉 100 克，冬瓜 200 克，薏米 30 克。

调料 食盐 2 克，葱、姜各适量，胡椒粉、香葱段各少许。

做法

1 冬瓜洗净去皮切块备用；猪瘦肉洗净，切小块焯烫后，与薏米一起放入锅中，加适量清水，大火煮开后，改小火盖上锅盖煮 40 分钟。

2 放入冬瓜块煮熟，放入葱、姜稍煮一会儿，加食盐和胡椒粉调味，关火后撒上香葱段即可。

2 人份

早餐 ☑ 午餐 □ 晚餐 ☑

功效揭秘

薏米富含膳食纤维，冬瓜不仅富含膳食纤维，同时还含有较多的钾，两者一起食用，可有效防止胆固醇在血管壁的沉积，防止血压升高，同时，对血管也有一定的保护作用。

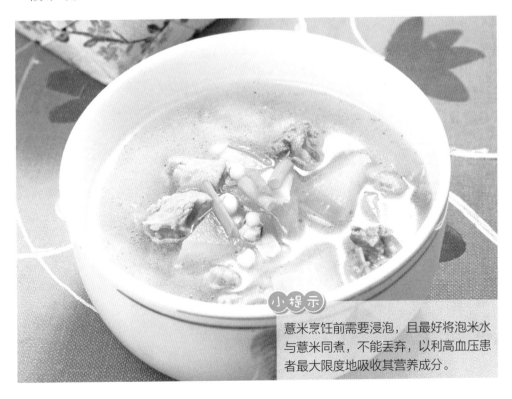

小提示

薏米烹饪前需要浸泡，且最好将泡米水与薏米同煮，不能丢弃，以利高血压患者最大限度地吸收其营养成分。

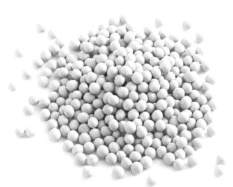

黄豆

扩张血管，补充体内钾元素

每天推荐量：25 克
最佳食用时间：早餐、午餐

（每100克可食部的含量）

热量	脂肪	蛋白质	碳水化合物	钠	钾
390 千卡	16.0 克	35.0 克	34.2 克	2 毫克	1503 毫克

降压功效

　　黄豆富含的钾能促进钠的排出，扩张血管，降低血压。长期服用含有利尿成分的降压药（有排钾作用）的高血压患者，经常吃点黄豆，可及时补充钾元素。

　　黄豆所含的异黄酮素、镁也能扩张血管，促使血流通畅，达到防治动脉硬化的效果。黄豆中所含的纤维质能吸收胆酸，减少体内胆固醇的沉积。

百变搭配

　　✔ **黄豆 + 玉米**　更好地吸收蛋白质。
　　✔ **黄豆 + 茄子**　降低毛细血管脆性。

满分吃法

　　整粒食用更降压： 黄豆整粒食用降压效果才好，平时用沸水煮熟后做成凉拌菜，或是在炒菜、煲汤或煮粥时适当放一些黄豆都是不错的吃法。

　　泡豆水不要丢弃： 黄豆在食用前往往都需要提前浸泡一下，弃去泡豆水，打豆浆时口感会更好，但建议高血压患者最好不要这样做，因为水中析出的单宁、植酸都是很好的降压成分。

　　不要丢弃豆渣： 将黄豆做成豆浆后，豆渣不要丢掉，可将豆渣加面粉或玉米面做成窝头，更有利于吸收其中的营养成分。

大医生悄悄告诉你

黄豆和玉米是好搭档
　　因为黄豆中色氨酸、赖氨酸含量丰富，而玉米中赖氨酸、色氨酸含量较少，两者搭配，营养可互补，蛋白质的吸收利用率会更高。

◎ 食谱范例

海带黄豆粥

降低血液黏度，扩张血管

早餐 ☑　**午餐** ☑　**晚餐** □　**2 人份**

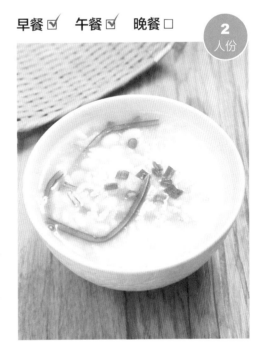

材料　大米 80 克，海带丝 50 克，黄豆 20 克。

调料　葱末、盐各适量。

做法

1. 黄豆洗净，用水浸泡 6 小时；大米淘洗干净，用水浸泡 30 分钟；海带丝洗净。

2. 锅置火上，加入清水烧开，再放入大米和黄豆，大火煮沸后改小火慢慢熬煮至七成熟，放入海带丝煮约 10 分钟，加少量盐调味，最后撒入葱末即可。

焖茄豆

补充钾元素，平稳血压

早餐 ☑　**午餐** ☑　**晚餐** □　**4 人份**

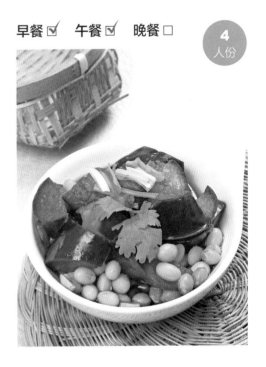

材料　黄豆 25 克，茄子 200 克。

调料　葱丝 10 克，香菜段 10 克，盐 2 克，香油少许。

做法

1. 黄豆用清水浸泡 10~12 小时，洗净；茄子去蒂，洗净，切块。

2. 砂锅置火上，放入黄豆和没过黄豆的清水，大火烧开后转小火煮至黄豆八成熟，放入茄子块，加入约 250 克清水，小火烧至茄子熟透，加盐调味，淋上香油，撒上葱丝和香菜段即可。

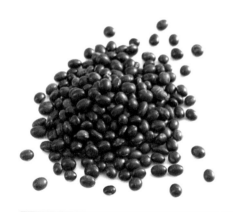

黑豆

富含钾元素，排出多余钠

每天推荐量：30 克
最佳食用时间：三餐均可

（每 100 克可食部的含量）

热量	脂肪	蛋白质	碳水化合物	钠	钾
401 千卡	15.9 克	36.0 克	33.6 克	3 毫克	1377 毫克

降压功效

黑豆中富含的钾，能维持细胞内外渗透压和酸碱平衡，排出人体内多余的钠，有预防和降低高血压的作用。

黑豆中含有的不饱和脂肪酸、镁等成分，均可促进血液中胆固醇的代谢，帮助高血压患者缓解病情。

黑豆含丰富的铬，能促进胰岛素分泌，有助于高血压合并糖尿病患者的治疗。

 大医生悄悄告诉你

黑豆的营养价值极高

黑豆具有高蛋白、低热量的特性，蛋白质含量高达 36%~40%，且富含 18 种氨基酸，特别是人体必需的 8 种氨基酸含量很高。黑豆还含有 19 种油脂，不饱和脂肪酸含量达 80%，吸收率高达 95% 以上，同时能降低血液中的胆固醇，经常食用黑豆，能软化血管、滋润皮肤，对高血压、心脏病等疾病的防治大有好处。

百变搭配

- ✔ **黑豆 + 菠菜**　补血。
- ✔ **黑豆 + 黄瓜**　美容养颜。
- ✔ **黑豆 + 鲤鱼**　利水消肿。

满分吃法

一定要做熟食用：黑豆含有一种抗胰蛋白酶，可影响蛋白质的消化吸收，引起腹泻；烹制加热后，其中的抗胰蛋白酶被破坏，不会发生不良反应。

带皮一起吃：黑豆皮中富含花青素、铁等。因此，吃黑豆时最好带皮一起吃。

食谱范例

莲藕黑豆汤

解毒利尿，降压降糖

材料 莲藕 300 克，黑豆 30 克，红枣 10 克，泡发腐竹 30 克。

调料 姜丝、陈皮各 5 克，盐 3 克。

做法

1 黑豆干炒至豆壳裂开；莲藕去皮，洗净，切片；红枣洗净；陈皮泡软。

2 锅置火上，倒入水煮沸，放入莲藕、陈皮、姜丝、黑豆、腐竹和红枣煮沸，转小火煮 1 小时，加盐调味即可。

2 人份

早餐 ☑ 午餐 ☑ 晚餐 ☐

功效揭秘

黑豆中的钾元素有助于排出机体内多余的钠；莲藕中的膳食纤维和微量元素，可以减少机体对脂肪的吸收，有通便、补益气血的功效。

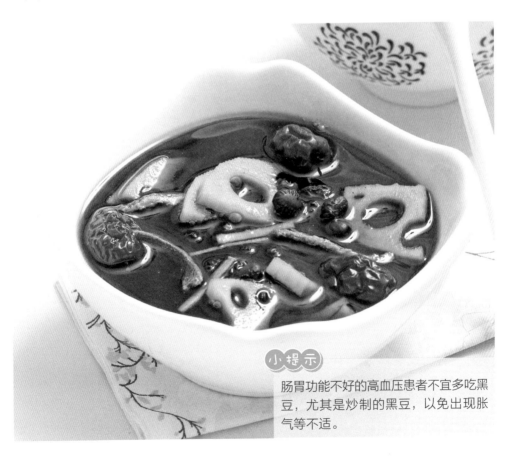

小提示

肠胃功能不好的高血压患者不宜多吃黑豆，尤其是炒制的黑豆，以免出现胀气等不适。

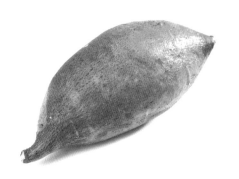

红薯

稳定血压，维持血管弹性

每天推荐量: 50 克

最佳食用时间: 三餐均可

（每100 克可食部的含量）

热量	脂肪	蛋白质	碳水化合物	钠	钾
102 千卡	0.2 克	1.1 克	24.7 克	29 毫克	130 毫克

降压功效

红薯中富含的膳食纤维，可以帮助机体排除血液中多余的胆固醇，维持血管弹性，稳定血压。此外，红薯中所含的维生素 C 被淀粉包裹，加热后较其他食物能够留住较多的维生素 C，加强了保护血管、抗氧化功效。

红薯中含有的黏蛋白，能保护黏膜，促进胆固醇的排泄，保持血管壁弹性，有助于降低血压。

百变搭配

✔ **红薯 + 大米** 保持血管弹性。

✔ **红薯 + 牛奶** 降低胆固醇。

满分吃法

蒸熟、蒸透后再吃： 红薯一定要蒸熟、煮透后再吃，否则红薯中的淀粉颗粒没有完全被高温破坏，难以消化。而且红薯中的氧化酶不经高温破坏，食用后会产生不适感。

搭配含蛋白质的食物同吃： 红薯缺少蛋白质和脂质，如果只吃红薯，会造成营养失衡，所以要搭配含蛋白质的食物一起吃，如鸡肉、鱼肉等。

 大医生悄悄告诉你

比红薯更降压的红薯叶

一般人都知道红薯好吃又降压，其实红薯叶也是一种很美味的蔬菜，而且降压功效更好。红薯叶中富含叶绿素，不仅可净化血液，帮助排毒而降压；同时富含钾，有利于血压的控制；还含有比一般蔬菜含量高 5～10 倍的抗氧化物，能提高人体免疫力。

此外，红薯叶具有低热量、高纤维的特点，是高血压合并肥胖患者很好的瘦身食材。

◉ 食谱范例

番茄红薯汤

保护血管，提高免疫力

早餐 ☑　午餐 ☑　晚餐 ☑　3 人份

材料　红薯150克，梨100克，番茄100克，杨梅50克。

调料　蜂蜜5克。

做法

1 红薯去皮切块，梨去皮去核切块，番茄洗净切块，杨梅洗净。

2 锅置火上，加适量清水，放入红薯煮15分钟，加入梨煮5分钟，再加入番茄，继续煮5分钟，最后加入杨梅转文火，煮5分钟关火。

3 待汤晾至温热时，调入蜂蜜即可。

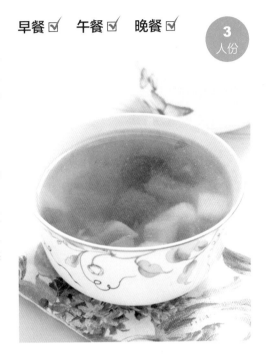

自制红薯干

避免肥胖引发的血压波动

早餐 ☑　午餐 ☑　晚餐 ☑　3 人份

材料　红薯200克。

做法

1 红薯洗净，蒸熟，取出，晾凉。

2 将红薯去皮，切片，摆放在干净的蒸帘上，放在室内通风且隔着玻璃能晒到阳光的地方，晾晒至干即可。

小提示

红薯蒸熟晾凉后再切，不容易被切散，有利于保留其膳食纤维。食用红薯干可减少皮下脂肪，避免出现过度肥胖，引发血压波动。

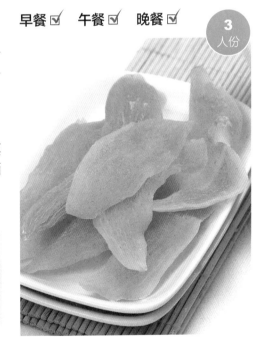

蔬菜怎么吃

每天吃 400~500 克

蔬菜可为人体提供丰富的维生素、矿物质、膳食纤维，而且不同颜色的蔬菜富含不同的植物性化学成分，可帮助高血压患者平衡营养，提高免疫力，尤其是某些高钾蔬菜可促进体内钠盐的排泄，辅助治疗因缺钾造成的血压升高。

因此，高血压患者尤其要重视蔬菜的摄入，应选择新鲜蔬菜，最好能保证每天 500 克，最少不低于 400 克的摄入量。

对于高血压伴有糖尿病、高血脂、肥胖的人群，也可以适当增加蔬菜的摄入量，比如增加到 500~1000 克，但要注意同时减少主食的摄入量，以维持总热量不变。

至少 5 种，越多越好

从营养学角度来看，蔬菜可以分成叶菜、瓜茄、菌菇、根茎类等多种，不同种类的蔬菜营养含量不尽相同，每天 400~500 克的量不应是单单一种或两种蔬菜，种类应该尽量多一些，既可避免口感单调，又能摄取多种营养。一般来说，500 克蔬菜最好来自 5 种以上，种类越多越好。

多选择高钾低钠的蔬菜

钠是造成血压升高的一个重要因素，增加富钾食物的摄入有助于降低体内钠的含量。钾本身就是人体必需的一种矿物质，它在人体内有扩张血管、降低血管阻力的作用，同时还能增加尿钠的排泄，从而抵抗高钠的升血压作用。

因此，建议高血压患者日常食用蔬菜时，要多选择芹菜、菠菜、香菇、紫菜、冬瓜、黑木耳、洋葱、苦瓜、荸荠、扁豆、黄瓜、南瓜、苋菜、豆芽等高钾低钠或无钠盐的品种。

大医生悄悄告诉你

蔬菜的颜色越深营养越好

2015 年版《美国膳食指南》建议，人们应摄入各种蔬菜，包括深绿色、红色、橙色蔬菜，豆类，根茎类蔬菜及其他种类蔬菜。这里特别提到深绿色、红色等深色蔬菜，因为这些深色蔬菜中的维生素、植物化合物等物质含量高，我们倡导的每天 1 斤（500 克）蔬菜，应该至少有一半是深色蔬菜，比如菠菜、小白菜、番茄、彩椒等。

低热高纤的"312"搭配

如果每天懒于搭配，那么不妨把每天应食的 400~500 克蔬菜分成 6 份，然后按照"312"的配比来划分。

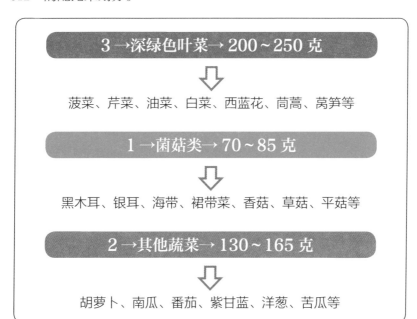

3 → 深绿色叶菜 → 200~250 克

菠菜、芹菜、油菜、白菜、西蓝花、茼蒿、莴笋等

1 → 菌菇类 → 70~85 克

黑木耳、银耳、海带、裙带菜、香菇、草菇、平菇等

2 → 其他蔬菜 → 130~165 克

胡萝卜、南瓜、番茄、紫甘蓝、洋葱、苦瓜等

"312"搭配法具有低热量、低糖、高膳食纤维的特点

根茎类蔬菜既能当菜又能当饭

相比于其他蔬菜，红薯、土豆、芋头、莲藕等根茎类蔬菜，淀粉含量比较高，因此也有很多人将其归入主食的行列，但是需要注意的是，将它们当饭吃的时候，最好搭配其他五谷类主食，并且最好用蒸、烤、煮的烹饪方式，既不加盐加糖，也不加油，发挥其营养优势。如果从饮食中大量摄入根茎类蔬菜，那么就要相应减少其他主食的摄入量，以维持总热量平衡；同时也要注意绿叶类蔬菜的摄入量。

凉拌、快炒，全营养又低盐

对于大部分蔬菜来说，直接生吃、凉拌、用水焯后食用、做馅等都是不错的方法，能减少用油量，使热量更低，也能保全更多的维生素，还可以选择急火快炒或加入面、汤中煮食，但要注意尽量不油炸。

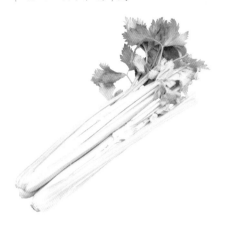

芹菜
扩张血管降血压

每天推荐量：80~100 克

最佳食用时间：三餐均可

（每 100 克可食部的含量）

热量	脂肪	蛋白质	碳水化合物	钠	钾
14 千卡	0.1 克	0.8 克	3.9 克	74 毫克	154 毫克

降压功效

芹菜含有一种黄酮类化合物芹菜素，这种物质可增强血管的舒张功能，缓解血流不畅对血管壁造成的压力，缓解血管舒张功能减弱造成的血管壁硬化，具有降压、预防动脉硬化的作用。

 大医生悄悄告诉你

芹菜叶的价值高

芹菜叶营养价值高、降压效果显著，不仅富含铁、磷、多种维生素等营养成分，还含有芫荽苷、挥发油、甘露醇、环己醇等。一组数据可以更清楚地显示出芹菜叶的价值，其中胡萝卜素的含量是茎的 8 倍多，维生素 C 的含量是茎的近 3 倍，镁含量是茎的 3 倍多，钙含量是茎的 2 倍多，而钠含量却仅是茎的 1/2 左右。

百变搭配

- ✔ **芹菜 + 百合** 控制动脉硬化。
- ✔ **芹菜 + 香干** 降血脂。

满分吃法

茎叶同吃：芹菜叶中的膳食纤维、维生素 C 等的含量远远高于芹菜茎，因此高血压患者更应该茎叶同吃，芹菜叶可连同芹菜茎一同炒、拌、做馅，也可以单独凉拌。

榨芹菜汁：高血压患者还可以在早餐时来一杯芹菜汁，可单独用芹菜制作，也可以搭配胡萝卜、苹果等一同榨汁。

多咀嚼：芹菜中富含膳食纤维，不太好消化，肠胃不好的高血压患者吃芹菜的时候要多咀嚼。

◎ 食谱范例

芹菜拌腐竹

排除多余钠盐，控制血压

材料 芹菜 100 克，水发腐竹 50 克。

调料 蒜末 3 克，香油 10 克，盐 2 克。

做法

1 芹菜择洗干净，放入沸水中焯烫，捞出，沥干水分，切段；腐竹洗净，切段，用沸水快速焯烫，捞出，沥干水分。

2 取小碗，加盐、蒜末、香油搅拌均匀，调成调味汁。

3 取盘，放入芹菜段、腐竹段，淋上调味汁拌匀即可。

2 人份

早餐 ☑　午餐 ☑　晚餐 ☑

功效揭秘

　　芹菜中的钾可排出体内多余的钠，帮助降低血压；腐竹中维生素 E 的含量很高，这对增强毛细血管功能、改善微循环、防止动脉粥样硬化和抑制血栓形成都具有重要的意义。

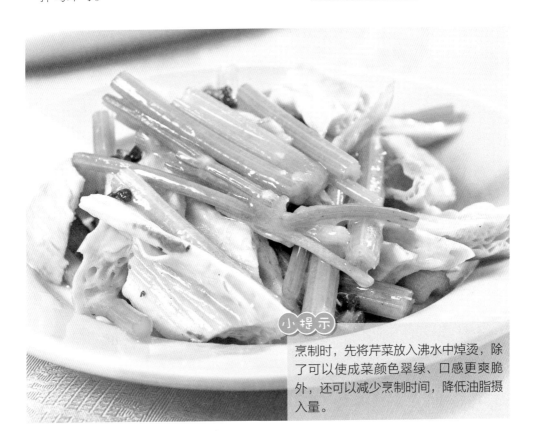

小提示

烹制时，先将芹菜放入沸水中焯烫，除了可以使成菜颜色翠绿、口感更爽脆外，还可以减少烹制时间，降低油脂摄入量。

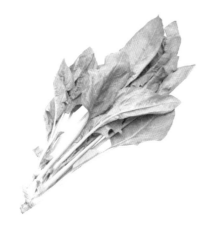

菠菜

防止血管紧张性收缩引起血压升高

每天推荐量：80~100 克

最佳食用时间：三餐均可

（每 100 克可食部的含量）

热量	脂肪	蛋白质	碳水化合物	钠	钾
390 千卡	16.0 克	35.0 克	34.2 克	2 毫克	1503 毫克

降压功效

菠菜中含有一种类胰岛素物质，可以维持餐后血糖的稳定，降低高血压合并糖尿病的风险。

菠菜中丰富的维生素 C 及矿物质，在帮助高血压患者降压的同时，还有助于补充其体内缺失的营养元素。

菠菜含有丰富的叶酸，它能促进红细胞的生成，增强血管弹性，促进血液循环，有效降低血压。

百变搭配

✔ **菠菜 + 鸡蛋**　促进肠道蠕动。

✔ **菠菜 + 猪肝**　滋阴补血。

满分吃法

菠菜根一起吃：菠菜根不仅含有纤维素、维生素、铁等多种营养成分，也是药食两用的好食材，因此吃菠菜时最好带根一起食用。

与碱性食物同吃：吃菠菜时，应该吃点海带、其他蔬菜、水果等碱性食物，可促使其所含的草酸溶解排出，防止结石。

 大医生悄悄告诉你

烹制菠菜时最好不要加醋

烹制菠菜时，尤其是炒制时，最好不要放醋之类的酸性调味料，以免破坏其营养价值。其实不仅仅是菠菜，烹制其他一些绿叶蔬菜时也尽量不要放醋，因为其叶绿素中的镁离子会与醋酸发生化学反应，形成脱镁叶绿素，不仅失去原有的绿色，还降低了其营养价值。

若非要加醋，建议最好在吃前调入醋，且放醋后不宜长时间放置。

◎ 食谱范例

蛋皮菠菜包

促进机体代谢，增强免疫力

材料 菠菜 300 克，鸡蛋 2 个。

调料 香菜 5 克，香油 3 克，盐 1 克。

做法

1. 菠菜择洗干净，放入沸水中焯 30 秒，然后捞出、晾凉、沥干水分，切碎，用盐、香油调味；香菜择洗干净，送入微波炉，中火转 15~20 秒。

2. 鸡蛋洗净，磕入碗内，打散，用不粘锅煎成蛋皮，将每个蛋皮四等分成小蛋皮，在每张小蛋皮上放上拌好的菠菜末，用蛋皮将菠菜末包住，再用香菜梗捆绑好即可。

2 人份

早餐 ☑ **午餐** ☑ **晚餐** ☑

功效揭秘

鸡蛋中的蛋白质对肝脏组织损伤有修复作用，与菠菜搭配，可增强机体的代谢功能和免疫功能。

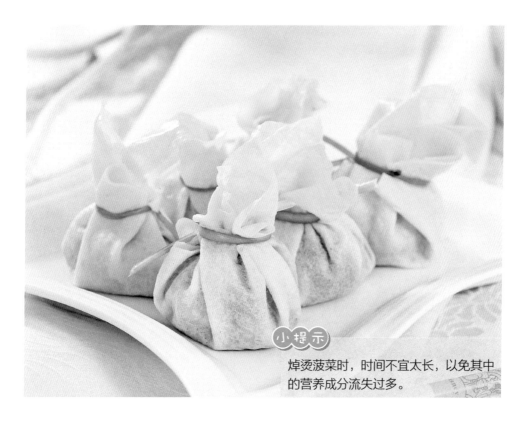

小提示

焯烫菠菜时，时间不宜太长，以免其中的营养成分流失过多。

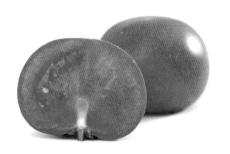

番茄
利尿排钠，增强小血管功能

每日推荐量：100~150克

最佳食用时间：三餐均可

（每100克可食部的含量）

热量	脂肪	蛋白质	碳水化合物	钠	钾
20千卡	0.2克	0.9克	4.0克	5毫克	163毫克

降压功效

番茄中的番茄红素有利尿作用，可降低钠离子浓度，降低血压。番茄还是高钾低钠食物，含有降压的芦丁，有利于高血压的防治。

番茄中所含的维生素C，能降低血液中的胆固醇含量，辅助治疗高血压并发心血管疾病。

百变搭配

☑ **番茄 + 鸡蛋** 促进血液循环。

☑ **番茄 + 土豆** 维持体内盐分平衡，促进血液循环。

满分吃法

榨汁： 高血压患者可将番茄单独榨汁，或者搭配芹菜、橙子、柠檬等蔬菜、水果一起榨汁饮用，以补充维生素C、钾等物质，辅助降压。

生吃： 番茄具有补充水分、清洁血液的作用，直接生吃或凉拌食用可更好地吸收维生素C，同时预防感冒，治疗坏血病。

胃寒者不宜生吃： 因为生番茄不易被人体消化和吸收，且还可能引起胃部不适症状，因此胃寒者最好不要生吃。

 大医生悄悄告诉你

番茄养护血管的功效很强大

番茄中不仅富含多种维生素，且其中维生素A、维生素C的比例合适，常吃可增强小血管功能，预防血管老化；此外，番茄中的类黄酮，不仅可以降低毛细血管的通透性，还能防止其破裂，并预防血管硬化。

○ **食谱范例**

番茄葡萄苹果饮

保护血管健康

早餐 ☑　　**午餐** ☑　　**晚餐** ☑　　**2 人份**

材料　番茄200克，葡萄、苹果各100克。
调料　柠檬汁适量。
做法

1 番茄洗净切小丁；葡萄洗净，去籽；苹果洗净，去核，切丁。
2 将上述食材放入果汁机中，加入适量饮用水搅打，打好后倒入杯中，加入柠檬汁即可。

小提示

此款饮品有清除自由基、防癌抗癌、防治高血压和动脉粥样硬化等功效。

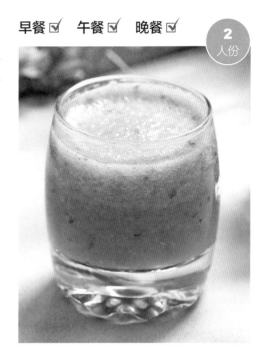

番茄丝瓜

活血美容、降压润肤

早餐 ☑　　**午餐** ☑　　**晚餐** ☑　　**2 人份**

材料　丝瓜200克，番茄100克。
调料　葱花5克，盐2克，植物油适量。
做法

1 丝瓜去皮和蒂，洗净，切成滚刀块；番茄洗净，切成块状。
2 炒锅置火上，倒入植物油，待油烧至七成热，加葱花炒出香味，放入丝瓜块和番茄块炒熟，用盐调味即可。

小提示

切番茄时，按番茄表面的纹路小心地切下去，可避免番茄汁流散，不使果肉和籽分离。

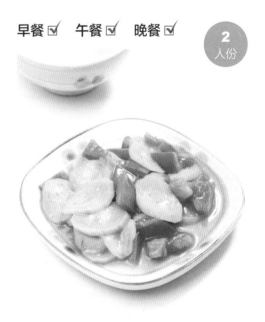

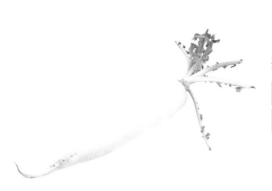

白萝卜
抑制有毒有害元素升高血压

推荐用量：50~100 克 / 天

最佳食用时间：三餐均可

（每 100 克可食部的含量）

热量	脂肪	蛋白质	碳水化合物	钠	钾
21 千卡	0.1 克	0.9 克	5.0 克	62 毫克	173 毫克

降压功效

白萝卜富含维生素 C，资料统计显示，老年高血压患者血液中维生素 C 含量最高者，其血压最低，这是因为维生素 C 有扩张血管的作用，从而有助于降低血压；白萝卜中的锌元素可抑制有毒有害元素升高血压的作用，并能通过调节免疫功能参与血压的调节。

百变搭配

☑ **白萝卜 + 银耳**　助消化、润肺生津。

☑ **白萝卜 + 排骨**　促进排骨的消化吸收。

满分吃法

带皮一起吃：白萝卜皮中含有一种较多的含硫化合物——萝卜素，可降血脂、稳定血压；同时，萝卜皮中还含有大量的钙质，因此，吃白萝卜时最好带皮一起吃。

生拌减脂降热量：白萝卜洗净切条或切片后凉拌食用，不仅简单少油，而且爽口又营养，有助于高血压患者减少脂肪的摄入。

冬天多吃点更好：俗话说"冬吃萝卜夏吃姜"，高血压患者及一般人群，冬天多吃些白萝卜有助于高血压的防治，同时还可止咳化痰，有很好的防病保健作用。

大医生悄悄告诉你

萝卜分段吃营养利用更充分

从萝卜头到 3~5 厘米处，这段维生素 C 含量最高，味甜质地较硬，易于切丝、条，适于做汤或炒食、剁馅等。中间部分含维生素 C 也比较多，质地较脆嫩且甜，可烧煮菜肴，但最好的吃法是做醋拌凉菜或沙拉。从中段到尾部含有较多的淀粉酶和芥子油类物质，有些辣味，生吃、烧汤、炖煮、炒丝都可以。

食谱范例

椒油白萝卜

提高免疫力

材料 白萝卜 200 克。

调料 醋、花椒粒、香菜、白糖、植物油各适量，盐 1 克。

做法

1 白萝卜洗净，切丝；香菜择洗净，切段。

2 锅置火上，倒入适量植物油，待油温烧至五成热，放入花椒粒炸出香味，拣出花椒粒，制成花椒油；取小碗，加醋、盐、白糖，淋入花椒油拌匀，制成调味汁。

3 取盘，放入白萝卜丝和香菜段，淋入调味汁拌匀即可。

2 人份

早餐 ☑   午餐 ☑   晚餐 ☑

功效揭秘

　　白萝卜可以扩张血管，抑制有害毒素升高血压；醋能降血脂，软化血管；两者一起搭配食用，可以提高免疫力，防治高血压。

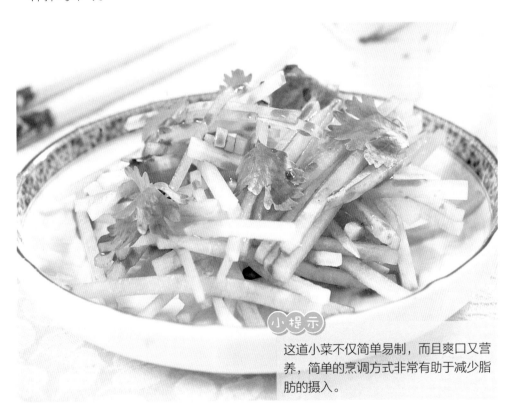

小提示

这道小菜不仅简单易制，而且爽口又营养，简单的烹调方式非常有助于减少脂肪的摄入。

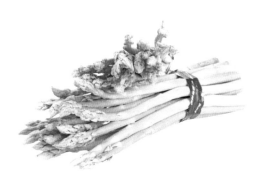

芦笋

扩张血管，增强毛细血管壁弹性

推荐用量: 50 克 / 天
最佳食用时间：三餐均可

（每 100 克可食部的含量）

热量	脂肪	蛋白质	碳水化合物	钠	钾
19 千卡	0.1 克	1.4 克	4.9 克	3 毫克	213 毫克

降压功效

芦笋中的天门冬酰胺可扩张末梢血管，降低血压；其皮中的黄酮类化合物有降血压、增强毛细血管弹性、扩张冠状动脉等作用；所含的膳食纤维有助于高血压患者减轻体重；钾能缓解食盐对人体的损害，降低血压。

百变搭配

- ✔ **芦笋 + 虾仁** 补肾壮阳、养血固精。
- ✔ **芦笋 + 鸡蛋** 保持皮肤血色。

满分吃法

对新鲜度要求很高：芦笋对新鲜度的要求很高，其鲜度可很快降低，使组织变硬且失去大量营养素，最宜趁鲜食用，不宜久藏。

不宜过度加工：芦笋中的叶酸等营养成分很容易被高温破坏，因此不宜过度加工，更适于微波炉小功率加热、轻焯水或低温快炒等简单快速的烹制方法。

 大医生悄悄告诉你

与菌菇类搭配适于妊娠高血压患者食用

芦笋含有较多的蛋白质，几乎不含脂肪，是低脂、低糖、高纤维的健康食材。芦笋和草菇、香菇、口蘑等菌菇类一起搭配烹制，不仅可降低血压，改善心血管功能，还能消除疲劳，增进食欲，提高机体代谢能力和免疫力，非常适于妊娠高血压患者食用。

◎ 食谱范例

芦笋鲜虾

扩张血管、平稳血压

材料 芦笋 150 克，鲜海虾 100 克。

调料 葱花、姜末、盐、料酒、淀粉、植物油各适量。

做法

1 芦笋去老皮，洗净，切段；鲜海虾去虾须，剪开虾背，挑出虾线，洗净，用料酒、淀粉腌渍 10 分钟。

2 锅置火上，倒入植物油烧至七成热，放葱花、姜末炒香，放入鲜海虾、芦笋翻炒至熟，加盐调味即可。

早餐 □　午餐 ☑　晚餐 ☑

2 人份

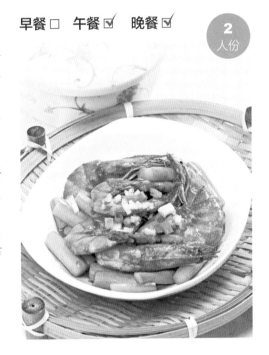

芦笋烧草菇

增强血管壁弹性

材料 芦笋 150 克，草菇 100 克。

调料 葱花、水淀粉、植物油各适量，盐 2 克。

做法

1 芦笋择洗干净，切段；草菇洗净，撕成条状，入沸水中焯透，捞出；取小碗，放盐、水淀粉搅匀，制成芡汁。

2 锅置火上，倒入适量植物油，待油温烧至六成热，放葱花炒香，放入芦笋段翻炒 1~2 分钟，再加入草菇，淋入芡汁炒匀即可。

早餐 □　午餐 ☑　晚餐 ☑

2 人份

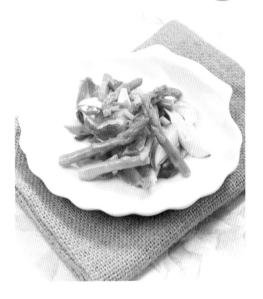

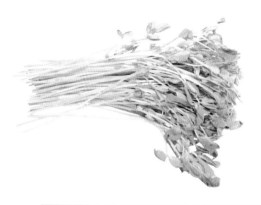

豌豆苗

增强血管弹性，抑制血压上升

推荐用量：50~100 克 / 天

最佳食用时间：三餐均可

（每100克可食部的含量）

热量	脂肪	蛋白质	碳水化合物	钠	钾
34 千卡	0.8 克	4.0 克	4.6 克	19 毫克	222 毫克

降压功效

豌豆苗中含有丰富的维生素P，可增强血管弹性，使血液的流动变得更加顺畅，同时还能抑制血压上升。豌豆苗中丰富的钾可有效排出人体内过剩的钠，是很好的降压食物。

百变搭配

☑ **豌豆苗 + 猪肉**　减少脂肪和胆固醇的吸收。

☑ **豌豆苗 + 玉米**　蛋白质互补。

满分吃法

不宜保存，现吃现买：选择豌豆苗时越嫩越好，且不宜保存，建议现买现食；若必须存放时，最好放入透气的保鲜袋中，在冰箱内短期储存 1~3 天。

加工、烹调越简单越好：为避免营养成分的损失，豌豆苗应少加工，最好不切，洗净后直接烹制；同时，在烹调方法的选择上，越简单迅速越好，程序不宜过多，焯烫后凉拌、快炒、涮食都是较好的吃法。

大医生悄悄告诉你

涮火锅的美味蔬菜

冬季人们都喜欢涮火锅，火锅所用食材除了肉食、鱼虾之外，搭配上一些青菜更利于健康和养生。豌豆苗也是一味涮火锅很好的配菜，不仅口感清鲜，嫩绿的颜色也十分诱人，并且具有很好的清肠降脂功效。

◎ 食谱范例

豌豆苗拌魔芋豆腐

清肠去油腻

材料 豌豆苗 100 克,魔芋豆腐 150 克。

调料 葱花、姜末、盐、食醋、花椒油各适量。

做法

1 魔芋豆腐放入锅中煮透,捞出晾凉切块。
2 豌豆苗择洗干净后,入沸水锅中焯烫 1 分钟左右,捞出过冷水。
3 将魔芋豆腐和豌豆苗一起放入盘中,加葱花、姜末、盐、食醋、花椒油各适量,一起搅拌均匀即可。

早餐 □ **午餐** ☑ **晚餐** ☑

功效揭秘

豌豆苗富含钾和维生素 P,魔芋中含丰富的膳食纤维,两者一起焯烫后凉拌食用,不仅有很好的清肠去油腻作用,同时降压效果也很好。

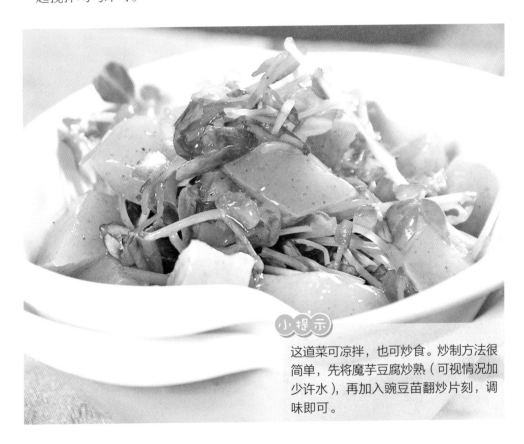

小提示

这道菜可凉拌,也可炒食。炒制方法很简单,先将魔芋豆腐炒熟(可视情况加少许水),再加入豌豆苗翻炒片刻,调味即可。

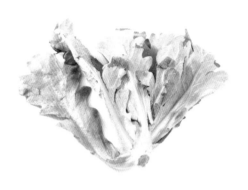

茼蒿
辅助治疗原发性高血压

推荐用量：50~100 克 / 天

最佳食用时间：三餐均可

（每 100 克可食部的含量）

热量	脂肪	蛋白质	碳水化合物	钠	钾
21 千卡	1.2 克	1.9 克	3.9 克	161 毫克	220 毫克

降压功效

茼蒿中的挥发油有利于辅助治疗脾胃不和引起的原发性高血压，改善眩晕胸闷、食少痰多等症状。此外，茼蒿中所含的胆碱也有降血压的作用。

百变搭配

✔ **茼蒿 + 肉、蛋** 营养更全面。

✔ **茼蒿 + 大蒜** 减少脂肪在血管壁上的堆积。

🩺 大医生悄悄告诉你

茼蒿中的挥发油作用良多

茼蒿中含有一种具有特殊香味的挥发油，其味道清鲜浓郁，不仅可消食开胃、增加食欲，还有稳定情绪、降压补脑、防止记忆力减退的作用。

需要注意的是，这种挥发油遇热易挥发，减弱其功效，因此烹调时间不宜过长，最好大火快炒，迅速出锅。

满分吃法

大火快炒营养损失少：茼蒿中含有一股具有特殊香味的挥发油，遇热易挥发，会减弱茼蒿的健胃作用，烹调时应大火快炒。

榨汁饮用，降压醒脑：用新鲜的茼蒿榨成汁，每天喝 2 次，每次 1 杯，可以有效缓解高血压引起的头晕脑涨，同时起到补脑、提高记忆力的作用。

○ 食谱范例

双仁拌茼蒿

早餐 □ **午餐** ☑ **晚餐** ☑

2 人份

稳定血压

材料 茼蒿200克，松子仁、花生仁各25克。

调料 盐3克，香油2克。

做法

1 将茼蒿择洗干净，下入沸水中焯1分钟，捞出，晾凉，沥干水分，切段；松子仁和花生仁挑去杂质。

2 炒锅置火上烧热，分别放入松子仁和花生仁炒熟，取出，晾凉。

3 取盘，放入茼蒿，用盐和香油拌匀，撒上松子仁和花生仁即可。

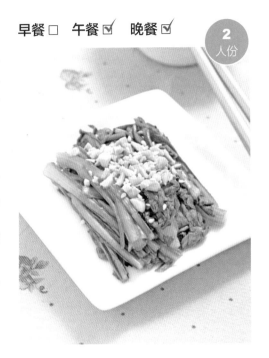

茼蒿烧豆腐

早餐 □ **午餐** ☑ **晚餐** ☑

2 人份

营养互补，降压

材料 茼蒿150克，豆腐200克。

调料 葱花5克，盐、水淀粉、植物油各适量。

做法

1 茼蒿择洗干净，切末；豆腐洗净，切丁。

2 炒锅置火上，倒入植物油烧至七成热，放葱花炒香，放入豆腐丁翻炒均匀。

3 锅中加适量清水，烧沸后转小火，倒入茼蒿末翻炒2分钟，用盐调味，水淀粉勾芡即可。

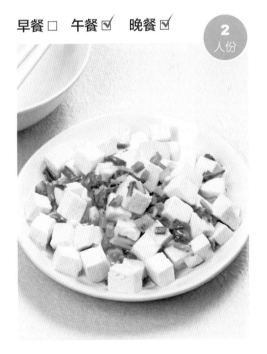

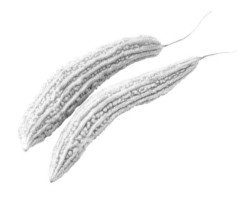

苦瓜

清火解毒，降糖降脂

每天推荐量: 100 克左右

最佳食用时间: 三餐均可，尤其适合夏季食用

（每 100 克可食部的含量）

热量	脂肪	蛋白质	碳水化合物	钠	钾
22 千卡	0.1 克	1.0 克	4.9 克	3 毫克	256 毫克

降压功效

苦瓜中含有的维生素 C，能提高机体免疫力，辅助维持血管弹性，有效防治高血压、糖尿病。

苦瓜所含的生物碱类物质，有利尿活血、消炎退热、清心明目的功效。苦瓜富含钾，能限制钠内流，保护心肌细胞，降低血压。

苦瓜的新鲜汁液含有苦瓜苷，具有良好的稳定血糖作用。

大医生悄悄告诉你

夏季可用苦瓜片泡水喝

不习惯苦瓜苦味的人，可在夏季用苦瓜片与柠檬片或绿茶一起泡水喝，再调入适量蜂蜜，不仅能够很好地排出体内多余的毒素以及火气，对于血压的调控也很有好处。

百变搭配

✅ **苦瓜 + 牛肉**　补血强体，清热除烦。

✅ **苦瓜 + 排骨**　排毒养颜，清热解毒。

满分吃法

减轻苦瓜苦味的小窍门： 很多人因为害怕苦味而对苦瓜敬而远之，其实只要把苦瓜的内瓤去干净（可用小匙），切后焯水，就可以去除大部分的苦味。

榨汁： 苦瓜的新鲜汁液含有苦瓜苷和类似胰岛素的物质，不仅可使人体摄取的脂肪减少，同时也有很好的降血糖作用，适宜高血压并发糖尿病患者食用。

食谱范例

蒜蓉苦瓜

富含维生素 C 和钾等降压成分

材料 苦瓜 250 克，红椒 80 克。

调料 白糖 5 克，盐 2 克，大蒜 20 克，植物油适量。

做法

1 苦瓜洗净，对半剖开，去瓤，斜切成片。

2 苦瓜、红椒洗净，去蒂及籽，切块；大蒜去皮，洗净，剁成末。

3 锅置火上，放油烧热，放苦瓜和红椒，翻炒后放白糖、盐，炒至苦瓜渐软关火，放入蒜蓉炒匀即可。

2 人份

早餐 ☑　午餐 ☑　晚餐 ☑

功效揭秘

苦瓜有保持血管弹性、保护心肌细胞的作用，大蒜所含大蒜素能降低血清和肝脏中的脂肪，两者同食可起到降血压的作用。

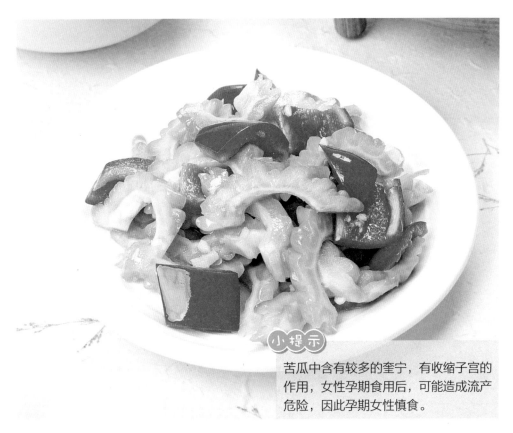

小提示

苦瓜中含有较多的奎宁，有收缩子宫的作用，女性孕期食用后，可能造成流产危险，因此孕期女性慎食。

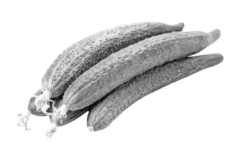

黄瓜

降糖排钠，促进代谢

| 每天推荐量: 100 克 |
| 最佳食用时间: 三餐均可 |

（每 100 克可食部的含量）

热量	脂肪	蛋白质	碳水化合物	钠	钾
16 千卡	0.2 克	0.8 克	2.9 克	5 毫克	102 毫克

降压功效

黄瓜中丰富的钾元素，加速了血液的新陈代谢，可促进血液中钠盐的排出，降低血压。

黄瓜是低热量食物，还含有一种叫"丙醇二酸"的物质，能促进脂质代谢，防止体内糖类转变成脂肪，帮助高血压患者控制体重和避免血脂升高。

黄瓜皮中所含的异槲皮苷有较好的利尿作用，能使血管壁细胞含钠量下降，从而达到降压的作用。

百变搭配

✔ **黄瓜 + 豆腐**　清热利尿。

✔ **黄瓜 + 蜂蜜**　消食通便。

满分吃法

根部可食：黄瓜根部含有较多的苦味素，苦味素有抗癌的作用，所以烹饪时不要把黄瓜根部全部丢掉。

籽皮同吃：吃黄瓜时最好不要削皮去籽。

　大医生悄悄告诉你

妊娠高血压的女性可吃点煮黄瓜

黄瓜煮熟，不仅其营养成分可以得到很好的保留，同时也有很强的排毒作用，尤其先吃它时，可把后来摄入的食物脂肪、盐分等一同排出体外，不仅有助于控制孕期高血压，同时也能缓解水肿现象。需要注意的，吃煮黄瓜最合适的时间是在晚饭前，吃其他饭菜前。

食谱范例

小炒黄瓜片

降压排毒，促进代谢

早餐 ☑　午餐 ☑　晚餐 ☑　**3 人份**

材料　黄瓜 300 克，猪瘦肉 60 克。

调料　料酒、白糖各 10 克，酱油、淀粉、葱花、姜末、盐各 5 克，剁椒 15 克，味精、香油、植物油各适量。

做法

1. 黄瓜洗净，切薄片；猪瘦肉切片，用少许料酒、酱油、淀粉腌渍 15 分钟。
2. 锅置火上，放油烧热，滑散肉片，加葱花、姜末、剁椒翻炒均匀。
3. 加入黄瓜片，大火炒 1 分钟，加味精、白糖、香油、盐调味即可。

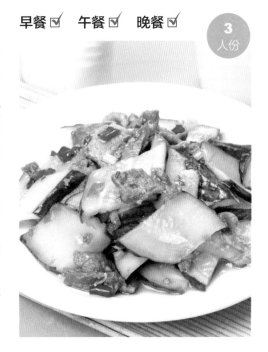

金针菇拌黄瓜

促进体内钠排泄

早餐 ☑　午餐 ☑　晚餐 ☑　**3 人份**

材料　金针菇、黄瓜各 150 克。

调料　葱丝、酱油、蒜末、白糖、陈醋、香油各适量。

做法

1. 金针菇去根，洗净，放入沸水中焯透，捞出，晾凉，沥干水分；黄瓜洗净，去蒂，切丝。
2. 取小碗，放入葱丝、蒜末、酱油、白糖、陈醋、香油拌匀，兑成调味汁。
3. 取盘，放入金针菇和黄瓜丝，淋入调味汁拌匀即可。

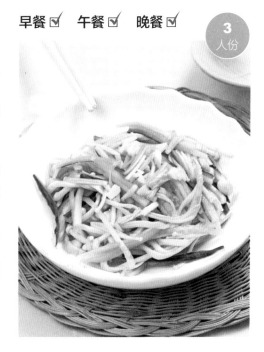

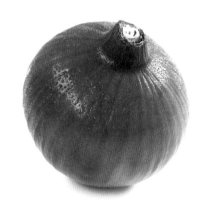

洋葱
减少外周血管阻力

| 每天推荐量: 50 克 |
| 最佳食用时间: 三餐均可 |

（每 100 克可食部的含量）

热量	脂肪	蛋白质	碳水化合物	钠	钾
40 千卡	0.2 克	1.1 克	9.0 克	4 毫克	147 毫克

降压功效

洋葱中含有前列腺素 A，是较强的血管扩张剂，能减少外周血管阻力，稀释血液，降低血压，预防血栓。

洋葱中丰富的钾离子，有利于帮助高血压患者排泄体内的钠盐，降低血压。

洋葱含有降糖成分，所含挥发油有降低胆固醇的功效，对防治高血压并发糖尿病、高脂血症都有一定作用。

百变搭配

☑ **洋葱 + 番茄**　降低血液黏度。

☑ **洋葱 + 鸡蛋**　促进血液循环。

 大医生悄悄告诉你

洋葱 + 芹菜 + 黑木耳，降压好搭配

洋葱和黑木耳、芹菜，不论是从营养、降压功效上还是从色彩上来说，都是很好的搭配；从做法上看，既可以将黑木耳、芹菜焯烫后与洋葱一起凉拌，也可以三者一起炒食。

满分吃法

品种不同，吃法不同：洋葱有紫皮和黄皮两种，其中黄皮洋葱肉嫩味淡，更适合鲜食、烘烤或炖煮；紫皮洋葱辛辣味重，更适合炒食。

葡萄酒、醋可提升其降压功效：烹制洋葱时，加少许白葡萄酒或醋，不仅可防止焦煳，味道也会更鲜美，并可提升其降压功效。

烹制时间不宜过长：洋葱易熟，且加热时间越长营养成分损失越多，因此烹制时间不宜过长。

食谱范例

洋葱炒鸡蛋

通畅血管

材料 洋葱1个，鸡蛋2个。

调料 盐2克，白糖5克，五香粉少许，植物油适量。

做法

1 洋葱去老皮和蒂，洗净，切丝；鸡蛋磕开，打散，搅匀。

2 炒锅置火上，倒油烧热，倒入鸡蛋液炒成块，盛出。

3 锅底留油，烧热，放入洋葱丝炒熟，倒入鸡蛋翻匀，调入盐、白糖、五香粉即可。

2 人份

早餐 ☑   午餐 ☑   晚餐 ☑

功效揭秘

　　洋葱含前列腺素A，能通畅血管；鸡蛋做熟后，其中的蛋白质可被酶催化，产生多肽。两者搭配食用，可扩张血管，改善血液循环，降低血压。

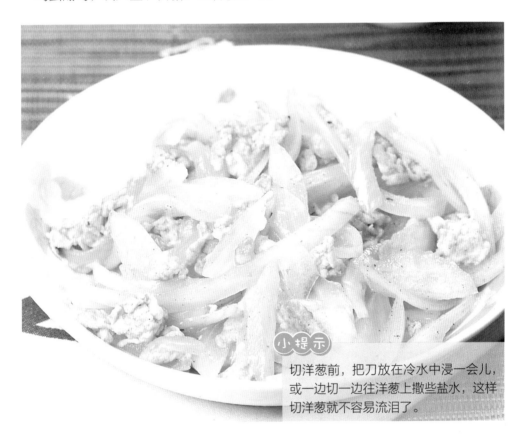

小提示

切洋葱前，把刀放在冷水中浸一会儿，或一边切一边往洋葱上撒些盐水，这样切洋葱就不容易流泪了。

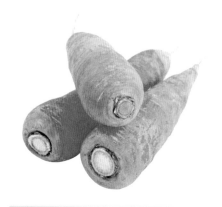

胡萝卜

含槲皮素、山柰酚，可调节血压

| 每天推荐量: 70 克 |
| 最佳食用时间: 三餐均可 |

（每 100 克可食部的含量）

热量	脂肪	蛋白质	碳水化合物	钠	钾
39 千卡	0.2 克	1.0 克	8.8 克	71 毫克	190 毫克

降压功效

胡萝卜中含有的琥珀酸钾，可以快速降低血压。

胡萝卜所含的槲皮素，可增加冠状动脉血流量，加强血液循环，降低血脂及血糖，降低高血压患者并发糖尿病的危险。

胡萝卜含有胡萝卜素、膳食纤维等物质，可调节血压、健脾益气。

百变搭配

☑ **胡萝卜 + 苦瓜**　降压降糖。

☑ **胡萝卜 + 红薯**　养肝明目，平稳血糖。

满分吃法

不宜削皮：胡萝卜最好不要削皮吃，因为胡萝卜素主要存在于皮下，再加上胡萝卜皮只有几乎透明的薄薄一层，所以吃胡萝卜时不用削皮。

与肉类同煨：胡萝卜素属脂溶性物质，与肉类同煨，会更有利于其中营养成分的吸收和利用。

烹调时不加醋：烹调胡萝卜时不宜加醋，否则会破坏其所含的 β - 胡萝卜素，使营养价值大大降低。

大医生悄悄告诉你

胡萝卜是降低体内胆固醇的好帮手

胡萝卜富含一种叫果胶酸钙的物质，它可与体内的胆酸结合后排出体外，进而起到降低胆固醇的效果。同时，体内胆固醇含量越高，其降低胆固醇的效果越明显；若体内胆固醇含量正常，食用胡萝卜并不影响人体内的总胆固醇水平。

◎ 食谱范例

肉炒胡萝卜丝

促进钠元素排出

早餐□ **午餐**☑ **晚餐**☑ ③ 人份

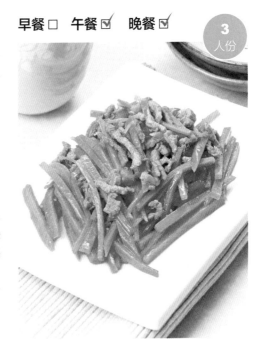

材料 胡萝卜 250 克，猪瘦肉 100 克。
调料 葱丝、姜丝各 5 克，料酒、酱油
各 10 克，盐 4 克，植物油。
做法
1 胡萝卜洗净，切丝；猪瘦肉洗净，切
丝，用料酒、酱油腌制。
2 锅置火上，放油烧热，用葱丝、姜丝
炝锅，下入肉丝翻炒，至肉丝变色盛
出；炒锅倒油烧热，放入胡萝卜丝煸
炒一会儿，加入盐和适量水，稍焖，
待胡萝卜丝烂熟时，加肉丝翻炒均匀
即可。

红薯拌胡萝卜丝

平稳血糖，解毒降压

早餐☑ **午餐**☑ **晚餐**☑ ③ 人份

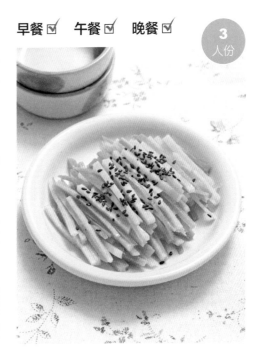

材料 胡萝卜 200 克，红薯 200 克。
调料 黑芝麻、香油各适量，盐 2 克。
做法
1 红薯去皮，洗净，切丝；胡萝卜洗
净，切丝。
2 将红薯丝和胡萝卜丝分别放入沸水中
焯烫至熟，捞出沥干水分，混合放入
容器内，加盐、香油拌匀，撒上黑芝
麻即可。

胡萝卜素为脂溶性维生素，长期摄取过
多，易在体内沉积，从而造成皮肤发黄。

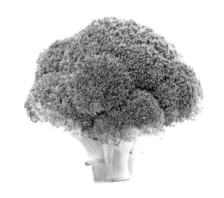

西蓝花

增强血管壁弹性，调节血压

每天推荐量: 70克

最佳食用时间: 三餐均可

（每100克可食部的含量）

热量	脂肪	蛋白质	碳水化合物	钠	钾
36 千卡	0.6 克	4.1 克	4.3 克	19 毫克	17 毫克

降压功效

西蓝花中维生素 C 和叶绿素的含量都很高，可抗氧化，清除自由基，保障体内舒张血管的一氧化氮的供应，能强有力地调节血压。

西蓝花中的类黄酮是最好的血管清理剂，能增强血管壁弹性，使血液流通顺畅，达到调节血压的作用。此外，西蓝花中的胆碱可促进脂肪代谢，降低血压。

百变搭配

✔ **西蓝花 + 鸡肉**　提高免疫力。

✔ **西蓝花 + 香菇**　降脂、降压。

✔ **西蓝花 + 番茄**　消肿抗癌。

 大医生悄悄告诉你

苏打水浸泡去除残留物质

西蓝花虽然营养丰富，却极不易清洗，又很容易有农药残留其中，若用清水直接冲洗清除农药残留的效果不佳，烹调之前在水中放入一些小苏打，将西蓝花球朝下浸泡几分钟，不仅可以有效去除其中残留的农药，还有助于驱赶其中的菜虫。

满分吃法

搭配含碘较高的食材同吃： 西蓝花含有少量致甲状腺肿的物质，会影响甲状腺对碘的利用，适宜搭配含碘较高的食材（如海带、紫菜等），可补充甲状腺素。

不宜生吃： 西蓝花、菜花等十字花科蔬菜含有丰富的膳食纤维，生吃不易消化，煮熟再吃不仅口感好、易消化，也有助于营养成分的吸收。

焯烫后再榨汁： 西蓝花也可以榨汁饮用，但最好在沸水中稍加焯烫后再榨汁。

食谱范例

清炒西蓝花

促进肝脏排毒，增强体质

3
人份

早餐 ☑   午餐 ☑   晚餐 ☑

材料 西蓝花250克，胡萝卜50克。

调料 盐2克，鸡精2克，水淀粉、植物油各适量。

做法

1 西蓝花掰成小朵洗净；胡萝卜洗净切片。

2 锅中烧水，水开后加点盐，将西蓝花焯一下捞出沥干；胡萝卜焯水捞出沥干。

3 锅中放入底油，油热后倒入西蓝花和胡萝卜，大火翻炒2分钟，然后加盐、鸡精，倒入水淀粉翻炒就可以起锅了。

功效揭秘

西蓝花中的维生素C和叶绿素能够舒张血管，所含的类黄酮能增强血管壁弹性，清炒更有利于人体对这些营养成分的吸收，而且能够帮助高血压患者进行肝脏排毒，增强体质。

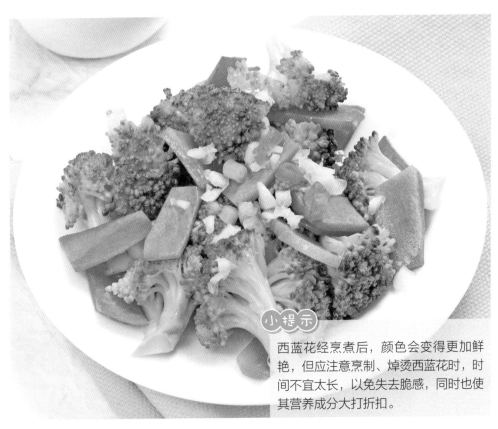

小提示

西蓝花经烹煮后，颜色会变得更加鲜艳，但应注意烹制、焯烫西蓝花时，时间不宜太长，以免失去脆感，同时也使其营养成分大打折扣。

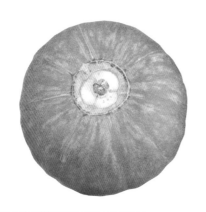

南瓜

促进排钠、保护血管

| 每天推荐量: 100 克 |
| 最佳食用时间：三餐均可 |

（每100克可食部的含量）

热量	脂肪	蛋白质	碳水化合物	钠	钾
23千卡	0.1克	0.7克	5.3克	1毫克	145毫克

降压功效

南瓜含有丰富的钙和钾，钠含量很低，钾能够促进钠从尿液中排出，对血管有防护作用，南瓜特别适合中老年人和高血压患者。

南瓜含有钴和果胶，可促进胰岛素分泌、调节血糖，能够预防和辅助治疗高血压并发糖尿病。

百变搭配

✔ **南瓜 + 牛肉** 提高机体抗病能力。

✔ **南瓜 + 虾皮** 护肝补肾。

满分吃法

清蒸：南瓜可用来清蒸，能消除致癌物质亚硝胺的突变作用，有防癌功效，并能帮助高血压患者改善肝肾功能。

不去皮或去薄皮：南瓜皮含有丰富的胡萝卜素和维生素，最好不去皮，或去薄皮即可，以免营养损失。

南瓜子也可以吃：南瓜子不要丢弃，可以煮着吃或晒干后炒着吃，可有效降低血糖，是糖尿病患者的良药。

 大医生悄悄告诉你

南瓜是爱美女性的好食物

南瓜中富含多种营养成分，不仅可以帮助降压降糖，也是女性美容的好食物。其中丰富的果胶有很好的吸附性，能黏结和消除人体内的细菌毒素和其他有害物质，如重金属中的铅、汞和放射性元素，起到解毒作用；而其中的甘露醇，可减少粪便中毒素对人体的危害；女性常吃南瓜可使大便通畅，润肤美容。

食谱范例

红枣蒸南瓜

早餐 ☑ 午餐 ☑ 晚餐 ☑ 2人份

热量较低，降糖降压

材料 老南瓜150克，红枣20克。

调料 白糖适量。

做法

1 老南瓜削去硬皮，去瓤后，切成厚薄均匀的片；红枣泡发洗净。

2 南瓜片装入盘中，加入白糖拌均匀，摆上红枣。

3 蒸锅上火，放入南瓜片和红枣，蒸约30分钟，至南瓜熟烂即可。

小提示

南瓜可调整糖代谢，防止血管动脉硬化，增强机体免疫力。

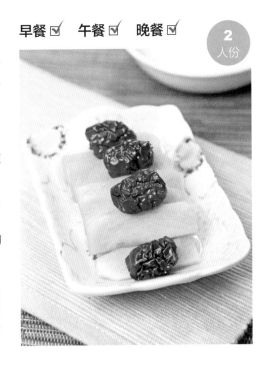

南瓜沙拉

早餐 ☑ 午餐 ☑ 晚餐 ☑ 2人份

促进排出体内多余的钠，调节血压

材料 南瓜300克，胡萝卜50克，豌豆50克。

调料 酸奶20克，盐2克。

做法

1 南瓜洗净，去皮、瓤，切丁；胡萝卜洗净，切丁；南瓜丁、胡萝卜丁和豌豆煮熟捞出，晾凉。

2 将南瓜丁、胡萝卜丁、豌豆盛入碗中，加入酸奶、盐拌匀即可。

小提示

这是一道营养丰富又简单的小菜，很适合高血压患者食用。

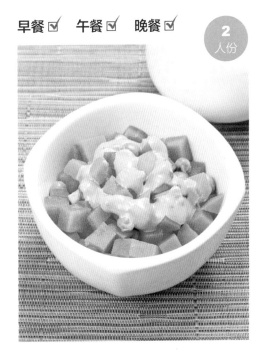

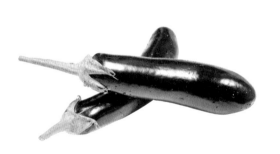

茄子

增强血管壁弹性，减少血管阻力

每天推荐量：200 克左右

最佳食用时间：三餐均可

（每 100 克可食部的含量）

热量	脂肪	蛋白质	碳水化合物	钠	钾
23 千卡	0.2 克	1.1 克	4.9 克	5 毫克	142 毫克

降压功效

茄子中的膳食纤维，可避免胆固醇沉积在血管壁而造成血压升高，同时还能促进钠的排出，降低血压。其所含的钙，能减轻钠对血压的不利影响。

茄子含丰富的维生素 P，能增强人体细胞间的黏着力，增强毛细血管弹性，降低毛细血管的脆性及渗透性，使心血管保持正常功能。

百变搭配

- ✔ **茄子 + 辣椒**　增强营养吸收。
- ✔ **茄子 + 番茄**　保护心血管。
- ✔ **茄子 + 鸡蛋**　降低胆固醇的吸收。

满分吃法

与皮同吃：茄子不宜去皮食用，因为茄皮含有丰富的维生素 E、维生素 P 和花青素等营养成分，对高血压患者非常有益。

挑选鲜嫩茄子吃：高血压患者应该挑选皮脆鲜嫩的茄子吃，老茄子不宜多吃，因为老茄子中含有较多的茄碱，对人体有害。

少油吃法：炒茄子时，锅内先不放油，可将清洗切好后的茄子，放锅内小火干炒至茄子变软后，再用油烧制。

 大医生悄悄告诉你

最宜蒸食，清淡少油又降压

为避免维生素 P 等营养成分的大量流失，食用茄子时最好不用油炸的方式，以蒸食最好，再加上同样具有降压作用的大蒜，不仅诱人食欲，降压功效也会更好，同时还有助于降低高血压并发症带来的危险。茄子清蒸，简单美味又醒胃，适合高血压患者胃口不佳时食用。

◯ 食谱范例

蒜泥茄子

维持血管弹性，防止动脉硬化

材料 圆茄子300克，大蒜35克。

调料 盐2克，醋8克，香油适量。

做法

1 圆茄子洗净，切厚片；大蒜去皮，切末。

2 将茄子片蒸20分钟，取出，晾凉。

3 将蒜末放茄子上，加盐、醋调匀，滴上香油即可。

3 人份

早餐 ☑ 午餐 ☑ 晚餐 ☑

功效揭秘

茄子富含维生素P（芦丁），能够维持血管弹性，保护心血管；大蒜含钾较高，具有明显的降脂作用。这道菜对高血压患者具有很好的食疗作用。

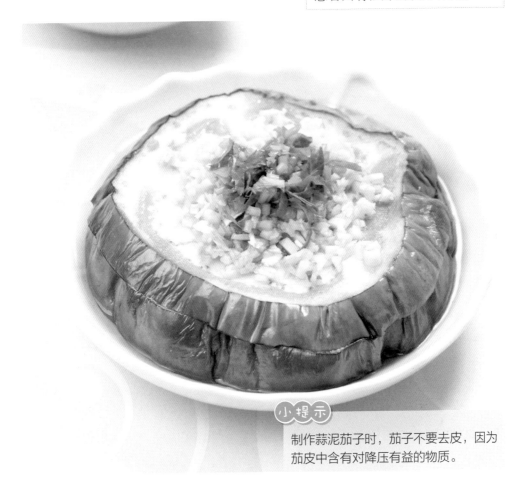

小提示

制作蒜泥茄子时，茄子不要去皮，因为茄皮中含有对降压有益的物质。

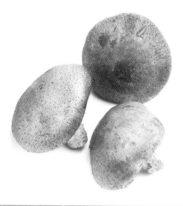

香菇

预防动脉硬化，保护血管健康

| 每天推荐量: 50~100 克（鲜） |
| 最佳食用时间：三餐均可 |

（每100 克可食部的含量）

热量	脂肪	蛋白质	碳水化合物	钠	钾
26 千卡	0.3 克	2.2 克	5.2 克	1 毫克	20 毫克

降压功效

香菇中含有的核酸物质能促进体内胆固醇的分解和排泄，降低血中胆固醇，防止动脉硬化，是高血压患者防治心血管疾病的理想食物。

香菇中含有的胆碱，可分解血液中的同型半胱氨酸，保护血管健康，降低血压，此外还具有维护脑部健康，防止记忆力衰退的作用。

 大医生悄悄告诉你

"三高"患者的好选择

香菇中含有酪氨酸、胆碱、嘌呤、氧化酶以及某些核酸物质，不仅有降低血压、胆固醇和血脂的作用，也可预防动脉硬化、肝硬化等疾病，同时也是糖尿病患者很好的营养补充剂。

百变搭配

☑ **香菇 + 油菜**　降压减脂，均衡营养。

☑ **香菇 + 豆腐**　健胃益脾。

满分吃法

干香菇味道更香：晒干或烘干后的香菇，无论是香味、鲜味还是膳食纤维的含量，都超过了新鲜香菇，因为干香菇含有核糖核酸，在烹饪时更容易散发出来，并被水解为鸟苷酸，使得味道更鲜香。

泡发后食用：使用干香菇烹调前，最好先用约80℃的热水将干香菇适度泡发，不可浸泡过久，等菇盖全部软化即可捞起，以免香菇的鲜味物质流失。

◎ 食谱范例

香菇西蓝花

预防动脉硬化

材料 鲜香菇 150 克，西蓝花 150 克。

调料 葱花、盐、植物油各适量。

做法

1 鲜香菇去蒂，洗净，入沸水中焯透，捞出，晾凉，切片；西蓝花洗净，掰成小朵，入沸水中焯 1 分钟，捞出。

2 炒锅置火上，倒入适量植物油，待油烧至七成热，放葱花炒出香味，放入香菇片和西蓝花翻炒均匀，用盐调味即可。

早餐 ☑ 午餐 ☑ 晚餐 ☑ 2 人份

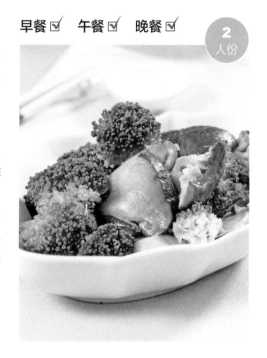

香菇油菜

促进胆固醇分解，预防动脉硬化

材料 干香菇 30 克，油菜 300 克。

调料 酱油、水淀粉各 5 克，盐 2 克，植物油、葱花各适量。

做法

1 油菜洗净；香菇用温水泡发，洗净，去蒂，挤干水分，切片。

2 锅置火上，放油烧热，放入香菇翻炒，再放入油菜，加盐、酱油翻炒，用水淀粉勾芡，加葱花即可。

早餐 ☑ 午餐 ☑ 晚餐 ☑ 2 人份

 小提示

干香菇浸泡后，很多营养物质都溶在水中，浸泡的水可在烹制时加入菜肴中。

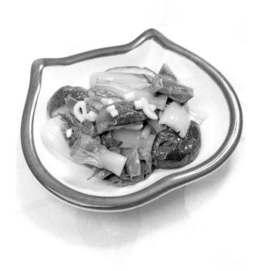

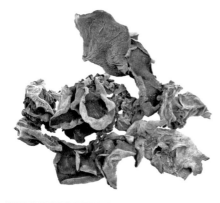

黑木耳

清肠降脂，预防血栓

每天推荐量: 50~70 克
最佳食用时间: 三餐均可

（每 100 克可食部的含量）

热量	脂肪	蛋白质	碳水化合物	钠	钾
265 千卡	1.5 克	12.1 克	65.6 克	49 毫克	757 毫克

降压功效

黑木耳中的多糖能抑制胆固醇在血管壁上的沉积，防止动脉硬化和血栓的形成，减轻血液对血管壁的压力，从而起到降低血压的作用。

黑木耳中含特殊的植物胶质，能促进胃肠蠕动，促使肠道脂肪食物的排泄，减少脂肪的吸收，具有减肥作用，可避免肥胖诱发血压升高。

黑木耳的含钾量非常高，对高血压患者有较好的辅助治疗作用。

百变搭配

- ✔ **黑木耳 + 鸡蛋**　促进营养吸收。
- ✔ **黑木耳 + 黄瓜**　降脂降压。

满分吃法

干黑木耳泡透食用： 干黑木耳烹调前宜用温水或温淘米水泡发，并且在泡发过程中最好多换几次水，不仅可彻底去除其中的杂质，而且泡出的黑木耳更加肥大松软，味道更鲜美。

最好别吃新鲜黑木耳： 新鲜黑木耳中含有一种名为"卟啉"的物质，这种物质进入人体后，经阳光照射会发生植物日光性皮炎，引起皮肤瘙痒，使皮肤暴露部分出现红肿、痒痛，产生皮疹、水疱，因此最好不要吃新鲜黑木耳。

 大医生悄悄告诉你

黑木耳是血管和肠胃的清道夫
黑木耳不仅对血管养护清理很有好处，其中丰富的胶质，可把残留在人体消化系统内的灰尘、杂质吸附集中起来，并随粪便排出体外，起到清胃涤肠的作用。

◎ | 食谱范例

胡萝卜炒木耳

排毒抗癌，保持血管畅通

3 人份

早餐 ☑ 　午餐 ☑ 　晚餐 ☑

材料　胡萝卜 150 克，水发黑木耳 50 克。
调料　葱段、姜丝、料酒、盐、植物油各适量。
做法
1 将胡萝卜洗净，去蒂，切成丝；黑木耳洗净，撕片。
2 锅中放少量油，烧热后，用葱段、姜丝爆香，烹入料酒，倒入胡萝卜丝、黑木耳煸炒，加少许清水，稍焖，待熟后，用盐调味即可。

功效揭秘

黑木耳中的多糖能抑制胆固醇在血管壁上的沉积，减轻血液对血管壁造成的压力；胡萝卜含槲皮素、胡萝卜素，能有效调节血压。两者同食，具有降压、排毒抗癌、保持血管畅通、增加冠状动脉血流量的作用。

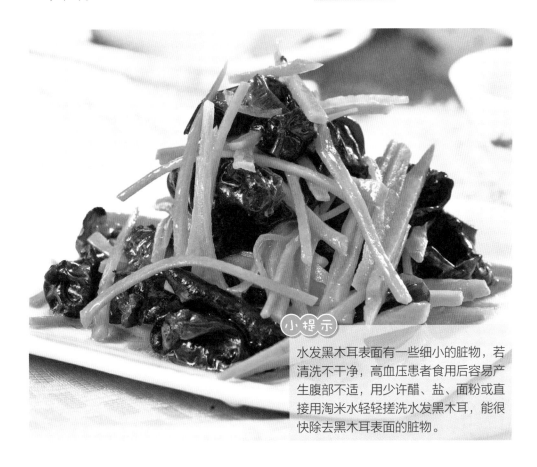

小提示

水发黑木耳表面有一些细小的脏物，若清洗不干净，高血压患者食用后容易产生腹部不适，用少许醋、盐、面粉或直接用淘米水轻轻搓洗水发黑木耳，能很快除去黑木耳表面的脏物。

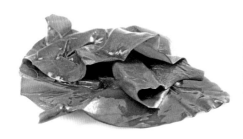

海带

降低血液黏稠度，补充碘元素

每天推荐量: 50~70 克（水发）

最佳食用时间: 三餐均可

（每 100 克可食部的含量）

热量	脂肪	蛋白质	碳水化合物	钠	钾
13 千卡	0.1 克	1.2 克	2.1 克	9 毫克	246 毫克

降压功效

　　海带中所含的多种糖类物质，可防治血栓和因血液黏稠度增大而引起的血压上升，还含有能扩张外周血管的钾和具有利尿、降压作用的甘露醇，对高血压患者十分有益。海带富含不饱和脂肪酸、膳食纤维、钙等，能清除附着在血管壁上的胆固醇，促进胆固醇的排泄，降低血压。

百变搭配

　☑ **海带 + 芝麻**　改善血液循环，促进代谢。

　☑ **海带 + 毛豆**　改善便秘，降低血压。

满分吃法

　　用水漂洗: 干海带含有有毒金属——砷，烹制前应先用清水漂洗，然后浸泡 6 小时以上（不可过长），并要勤换水，这样处理后海带食用起来才安全。

　　买干海带时选择白霜多的: 购买干海带时会发现，海带外表覆盖着一层类似白霜的物质，其实那是重要的营养成分——甘露醇，具有降压利尿消肿的作用，高血压患者在买干海带时应选择白霜多的。

　　煮海带时加食用碱: 烧半锅水，水开后将海带放入，同时加 1 小勺食用碱，可使海带更快变软。

大医生悄悄告诉你

宜利用好浸泡的水

　　处理海带时，应先洗净再浸泡，然后将浸泡的水和海带一起下锅做汤食用，以保证海带中的有效降压成分被机体利用，因为海带中的甘露醇和某些维生素等降压成分易溶于水中。

◎ 食谱范例

海带炖豆腐

早餐☑ 午餐☑ 晚餐☑

2 人份

抑制脂肪吸收，平衡体内碘元素

材料 豆腐 300 克，海带 100 克。

调料 葱花 5 克，姜末 5 克，盐 2 克，植物油适量。

做法

1 将海带用温水泡发，洗净，切成块；豆腐先切成大块，放入沸水中煮一下，捞出晾凉，然后切成小方块备用。

2 锅内倒入适量油，待油烧热时，放入姜末、葱花爆香，然后放入豆腐块、海带块，加入适量清水大火煮沸，再加入盐，改用小火炖至海带、豆腐入味时出锅即可。

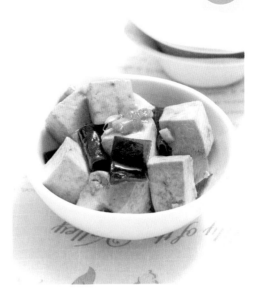

海带三丝

早餐☑ 午餐☑ 晚餐☑

4 人份

增加冠状动脉血流量

材料 海带 300 克，胡萝卜 100 克，葱 50 克。

调料 蒜末、醋、盐、香油各适量，香菜少许。

做法

1 海带洗净，放蒸锅中干蒸 30 分钟，取出用清水浸泡片刻，捞出，沥干，切成约 10 厘米长的丝。

2 胡萝卜洗净，切丝；葱切丝；香菜洗净，切段。

3 将切好的食材盛盘，加入蒜末、醋、盐、香油拌匀即可。

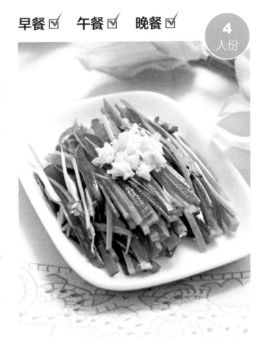

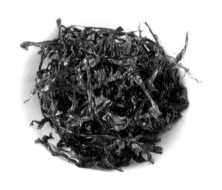

紫菜
降低血清胆固醇、改善血管功能

| 每天推荐量：10 克左右 |
| 最佳食用时间：三餐均可 |

（每100 克可食部的含量）

热量	脂肪	蛋白质	碳水化合物	钠	钾
250 千卡	1.1 克	26.7 克	44.1 克	711 毫克	1796 毫克

降压功效

紫菜中的胆碱可促进脂肪代谢，保护血管健康，有效预防动脉硬化，从而降低血压。

紫菜中含有的藻朊酸钠和锗，能改善血管狭窄状况，改善血管功能，有利于高血压患者控制病情。此外，紫菜中的降血压肽具有松弛血管平滑肌、调节血压的作用。

紫菜中含有的牛磺酸，能降低体内胆固醇含量，有利于降低高血压的发病率。

百变搭配

✔ **紫菜 + 鸡蛋**　降压减肥。

✔ **紫菜 + 虾皮**　提高免疫力。

满分吃法

食用前先泡发： 食用紫菜前最好先用清水泡发，并换 1~2 次水，以清除其中的污染、有毒物质。此外，若紫菜冷水浸泡后呈蓝紫色，说明紫菜在干燥、包装前已被有毒物所污染，对人体有害，不宜食用。

与肉同食： 紫菜性寒，体弱者食用时应搭配一些肉类、蛋类以降低寒性；脾胃虚寒、腹痛便溏者宜忌食或少食。

大医生悄悄告诉你

与谷类同食营养互补

谷类的植物蛋白中多缺少赖氨酸，使蛋白质的利用率大打折扣，紫菜中则含有丰富的赖氨酸，两者一同食用，不仅实现了蛋白质的互补，而且提高了谷类中蛋白质的档次。

紫菜豆腐汤

降压美容，补充蛋白质

早餐 ☑　午餐 ☑　晚餐 ☑　　3 人份

材料 紫菜 10 克，豆腐 200 克。

调料 盐 2 克，酱油 5 克，香油 4 克，胡椒粉少许。

做法

1 将紫菜撕碎；豆腐洗净，切块。

2 砂锅中加适量水，煮沸后放入豆腐，放入盐、酱油调味，加入紫菜再次煮沸，放入胡椒粉拌匀，淋入香油即可。

小提示

紫菜富含碘、钙等，具有清热化湿的作用，豆腐富含蛋白质，两者搭配对高血压患者可起到美容养颜的作用。

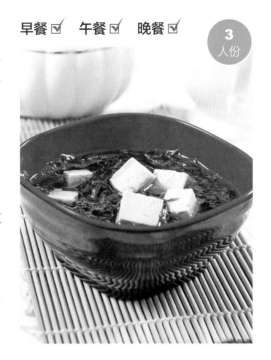

虾仁紫菜汤面

清除血管内的胆固醇沉积

早餐 ☑　午餐 ☑　晚餐 ☑　　2 人份

材料 虾仁 20 克，鸡蛋 1 个，干紫菜 10 克，手擀面 150 克。

调料 盐 2 克，葱花 5 克，植物油适量。

做法

1 虾仁洗净，去虾线；干紫菜泡发，撕碎；将鸡蛋打入碗内，搅匀。

2 锅置火上，放油烧热，放入葱花煸出香味。

3 向锅内倒入适量开水，将手擀面下入锅中煮至九分熟。

4 放入虾仁，加少许盐，浇上鸡蛋液，蛋花浮起时，倒入装有紫菜的汤碗中即可。

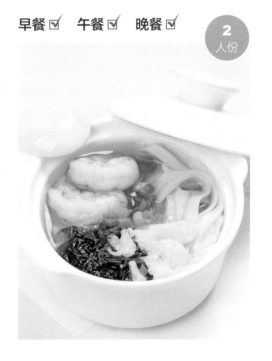

水果怎么吃

利尿高钾水果更有利于降压

香蕉、草莓、柑橘、葡萄、柚子、西瓜等水果有利于降压。高血压人群在吃水果时，适当多选择这些水果会更有利于体内钠盐的排出，而起到降压作用。

每天 200~400 克

利尿高钾水果虽然对血压控制有利，但也不宜摄入过多，因为水果中大多含有较高的糖分，糖分摄入太多不仅增加并发糖尿病的危险，同时对血压的控制也是不利的。因此，《中国居民膳食指南》建议每人每天摄入的水果量控制在200～400克，相当于1～2个中等大小的苹果，高血压人群可按照这个标准来控制水果量。

优选新鲜应季水果

吃水果时还有一个原则，那就是优选新鲜应季水果。"新鲜"这一点不难理解，因为新鲜的水果才能保留更多的营养成分，口感也会更好。

现代反季节水果越来越多，相对于这些水果，应季水果经过充分的日晒，口感、营养等品质会更优，如夏季的桃、苹果、梨，以及秋末冬初的大枣等；还有些水果，如草莓、桑葚等，成熟期很短，且难以储藏，只能集中上市，因此，应季水果就成为首选。

冬季给水果稍加热再吃

1.热水浸泡，如香蕉、橘子、柚子、石榴等水果，取出果肉后放入碗中或食品袋里在热水中浸泡几钟即可。

2.微波加热也是一种不错的方法，梨、苹果、橙子、山楂等水果可切成小块加热30秒。

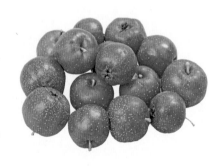

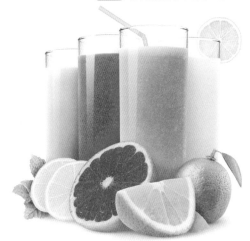

水果打汁后要连同渣一同吃掉，一般人最好直接吃水果，对于牙齿不好的老年人则比较适合榨成果汁后饮用。

尽量吃完整水果

2015 年版《美国膳食指南》提出健康的饮食模式要包括水果，尤其是"完整水果"。这里的整个水果主要是指水果要尽量带皮吃。很多人在吃水果时往往会把果皮弃去不要，其实很多果皮不仅富含维生素 C、果胶、纤维素，还含有抗氧化的花青素和其他多酚类物质，甚至其含量远非果肉所比。

例如，苹果皮中的总多酚含量达 307 毫克 /100 克，总黄酮为 184 毫克 /100 克，原花青素为 105 毫克 /100 克，这些都是有利于降低或控制血压的成分；再如西瓜皮，相比西瓜瓤，其糖分要更少一些，且味甘性凉，有很好的清暑热、除心烦的功效，更适于高血压患者在夏季食用。

因此，高血压患者吃水果时最好带皮一起吃，或是把皮留下来晒干，泡茶或煮水饮用，如苹果皮、梨皮、橘子皮等；也可以与果肉一起榨汁饮用，或是做成菜食用，如西瓜皮等。

喝果汁最好搭配蔬菜

对于牙不好、咀嚼能力不强的老年高血压患者来说，可能不太喜欢吃水果，对于这些老年人，不妨改喝果汁。

但是喝果汁时要注意，最好是家里做鲜榨果汁饮用，不宜购买成品果汁，因为成品果汁一般都含有较多的糖分以及各种添加剂。

此外，最好是水果和蔬菜一起榨汁，并注意不要过滤去渣，这样可减少水果用量，以免摄入过多，同时可降低其中的糖分含量。

但是，对于普通人，还是建议直接食用水果，不仅营养素没有损失，而且咀嚼过程对牙齿、牙龈都有好处。

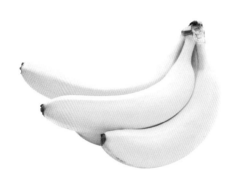

香蕉

对抗钠离子过多造成的血压升高

每天推荐量: 1~2 根

最佳食用时间: 三餐均可

（每100克可食部的含量）

热量	脂肪	蛋白质	碳水化合物	钠	钾
93千卡	0.2克	1.4克	22.0克	1毫克	256毫克

降压功效

香蕉中含有丰富的钾，可维持体内钠钾平衡和酸碱平衡，使神经肌肉保持正常，心肌收缩协调，对高血压及心脑血管疾病患者有益。

香蕉含有水溶性及不溶性两种膳食纤维。水溶性膳食纤维会彻底吸收肠内的胆汁酸，而不溶性膳食纤维会促进胆固醇的排泄，防止高血压和高血脂。

百变搭配

✔ **香蕉 + 燕麦**　改善睡眠。

✔ **香蕉 + 牛奶**　提高维生素 B_{12} 的吸收率。

满分吃法

香蕉不宜空腹吃： 因为香蕉中含有较多的镁，空腹食用会使人体内的镁突然升高而对心血管产生抑制作用，不利于身体健康。

香蕉皮煮水喝： 香蕉皮煮水喝有降压的效果，尤其是高血压患者肝火过旺时，可将香蕉皮上的灰尘清洗干净后，放入锅中，加入适量水煎煮，代茶饮用即可。

大医生悄悄告诉你

香蕉搭配牛奶降压功效更优

香蕉富含钾，可使过多的钠离子排出体外，使血压降低；牛奶中富含钙，高钙可增加尿钾排泄，两者搭配使降压的功效更优。两者搭配食用的方法也很简单，香蕉剥皮切小块后，与牛奶一起放入果汁机中打匀，则是一杯极佳的抗高血压果汁；或是香蕉剥皮切块后淋上酸奶，则是一份极佳的降压甜品。

◎ 食谱范例

香蕉奶香麦片粥

2
人份

早餐 ☑　午餐 ☑　晚餐 ☑

促进钠排出，维持钠钾平衡

材料　香蕉、燕麦片各 100 克，牛奶 200 毫升，葡萄干 20 克。

做法

1　香蕉去皮，切小丁；葡萄干洗净，备用。
2　锅内倒入适量清水烧开，放入燕麦片，大火烧开后转小火煮至粥稠，晾至温热，淋入牛奶，放上香蕉丁、葡萄干即可。

功效揭秘

香蕉中丰富的钾可维持体内钠钾平衡和酸碱平衡，起到降压作用；燕麦所含的膳食纤维具有吸附钠离子的作用，可使体内多余的钠随大便排出体外，降低钠含量，从而辅助降血压。

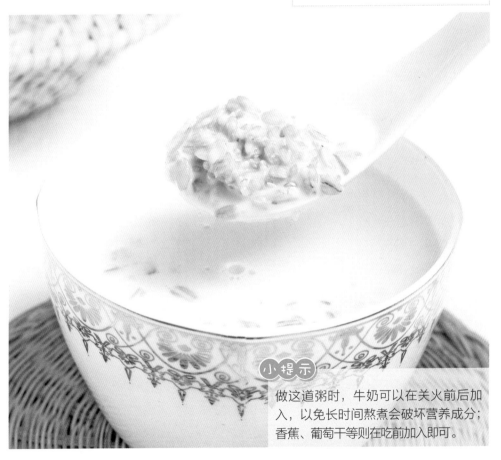

小提示

做这道粥时，牛奶可以在关火前后加入，以免长时间熬煮会破坏营养成分；香蕉、葡萄干等则在吃前加入即可。

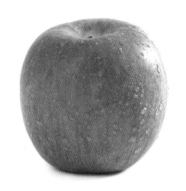

苹果

钾含量高，帮助降压

| 每天推荐量: 1~2 个 |
| 最佳食用时间: 三餐均可 |

（每 100 克可食部的含量）

热量	脂肪	蛋白质	碳水化合物	钠	钾
54 千卡	0.2 克	0.2 克	13.5 克	2 毫克	119 毫克

降压功效

苹果含有充足的钾，可促进钠排出体外，从而降低血压；同时，钾离子还能有效保护血管，并降低高血压、脑卒中的发病率。苹果中的维生素 C，有扩张血管、降低血压的功效。

苹果中含有的果胶有助于降低胆固醇，保护心血管，预防动脉硬化。

百变搭配

- ✔ **苹果 + 猪肉** 抑制胆固醇吸收。
- ✔ **苹果 + 胡萝卜** 增强抵抗力。
- ✔ **苹果 + 银耳** 补充膳食纤维。

满分吃法

吃苹果与吃饭时间隔开： 如果吃完苹果立即吃饭或者饭后立即吃苹果，不但不利于消化，还可能造成胀气和便秘。因此，最好在饭前 1 小时或饭后 2 小时吃苹果。

细嚼慢咽： 吃苹果时细嚼慢咽，不仅有利于消化，更重要的是有利于营养的吸收。

 大医生悄悄告诉你

苹果有助于补养大脑

苹果不仅含有丰富的糖、维生素和矿物质等大脑必需的营养素，还富含锌元素——构成与记忆力息息相关的核酸和蛋白质的必不可少的元素，白领一族适当多吃一些苹果不仅可帮助控制血压，同时也可补养大脑、增强记忆。

食谱范例

苹果海带汤

通便、降压

材料 海带、猪瘦肉各25克，苹果100克。

调料 姜片5克，盐2克。

做法

1. 海带洗净，用清水浸泡2小时；猪瘦肉洗净，切块，用沸水焯一下，捞起；苹果洗净，去皮去核，切成块。

2. 锅内加适量水，大火煮沸，放入海带、猪瘦肉、苹果和姜片，继续煮沸后转小火炖40分钟左右，下盐调味即可。

早餐 ☑ 午餐 ☑ 晚餐 ☑ **2 人份**

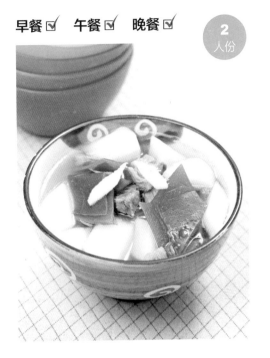

苹果莲藕汁

保护血管，促进钠排出

材料 苹果1个，莲藕50克。

调料 蜂蜜适量。

做法

1. 苹果洗净，去皮、去核，切小块；莲藕洗净，切小块。

2. 将上述材料放入果汁机中，加入饮用水搅打，打好后倒入杯中，加入蜂蜜调匀即可。

小提示

苹果可促进钠的排出，莲藕中的黏蛋白和膳食纤维可减少脂类的吸收，一起食用降压效果更优。

早餐 ☑ 午餐 ☑ 晚餐 ☑ **3 人份**

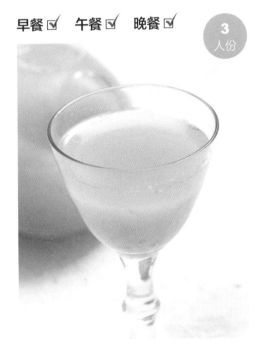

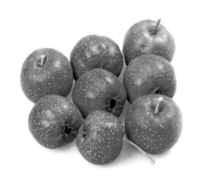

山楂

含有山楂酸、柠檬酸，利尿、扩张血管

| 每天推荐量: 40 克 |
| 最佳食用时间: 三餐均可 |

（每100克可食部的含量）

热量	脂肪	蛋白质	碳水化合物	钠	钾
102 千卡	0.6 克	0.5 克	25.1 克	5 毫克	299 毫克

降压功效

　　山楂中含有的黄酮类物质、山楂酸、柠檬酸有利尿、扩张血管的作用，可以辅助降低血压。

　　山楂中含有丰富的钙，而且所含的解脂酶具有明显的降脂作用，对降低血胆固醇和甘油三酯都有较好的效果，有利于高血压患者预防高脂血症。

百变搭配

- ✔ **山楂＋排骨** 促进营养吸收。
- ✔ **山楂＋枸杞子** 去脂降脂。
- ✔ **山楂＋核桃仁** 消积食、润肠燥。

满分吃法

　　山楂不宜空腹吃：山楂中含有大量的有机酸、果酸、山楂酸等，空腹食用会使胃酸猛增，对胃黏膜造成不良刺激，出现胃部胀满、泛酸，增强饥饿感并加重原有的胃痛病情。

　　避免使用铁锅煮山楂：山楂中的果酸易将铁锅中的铁溶解形成一种低铁化合物，人吃后可引起恶心、呕吐、口舌发紫等中毒症状。

　　山楂制品要少吃：饴糖、山楂糕等山楂制品含糖分较多，最好不要多吃，高血压合并糖尿病患者尤其要注意。

 大医生悄悄告诉你

高血压患者可常喝点山楂茶

　　高血压患者每天取适量山楂干，泡水后代茶饮用，不仅有很好的降压效果，而且降脂消脂的效果也非常不错，很适于高血压患者日常控压饮用。

食谱范例

山楂粥

利尿，扩张血管

材料 大米 80 克，鲜山楂 40 克。

调料 冰糖 5 克。

做法

1 鲜山楂洗净，去蒂，切开去核；大米淘洗干净。

2 砂锅内放入山楂和适量清水煎取浓汁，去渣，倒入汤锅中，再加适量清水烧开，下入大米煮至米粒熟烂的稠粥，加冰糖煮至化开即可。

2 人份

早餐 ☑　午餐 ☑　晚餐 ☑

功效揭秘

山楂中含有丰富的钙和解脂酶，和大米搭配熬煮成粥，具有降血脂、防止血栓形成、降血压的功效。

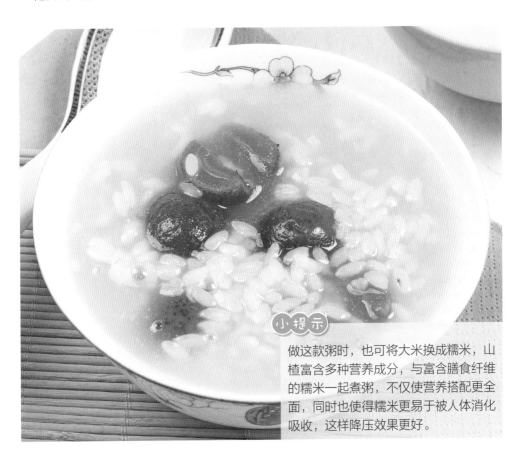

小提示

做这款粥时，也可将大米换成糯米，山楂富含多种营养成分，与富含膳食纤维的糯米一起煮粥，不仅使营养搭配更全面，同时也使得糯米更易于被人体消化吸收，这样降压效果更好。

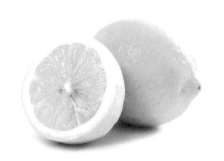

柠檬

减轻钠对血压的不利影响

每天推荐量：25 克

最佳食用时间：三餐均可

（每 100 克可食部的含量）

热量	脂肪	蛋白质	碳水化合物	钠	钾
37 千卡	1.2 克	1.1 克	6.2 克	1 毫克	209 毫克

降压功效

柠檬富含维生素 C 和维生素 P，能增强血管弹性和韧性，可预防和治疗高血压、心肌梗死。

柠檬中的钙，能促进尿钠排泄，减轻钠对血压的不利影响，从而降低血压。

柠檬中钾的含量远远高于钠，有利于高血压患者控制血压。

百变搭配

✔ **柠檬 + 鸡肉** 促进食欲。

✔ **柠檬 + 三文鱼** 去腥杀菌，降压。

满分吃法

泡水或榨汁：柠檬可切片后直接泡水饮用，也可以榨汁饮用。需要注意的是，柠檬泡水时最好用温水或凉白开，以免高温破坏维生素 C。

用柠檬汁代替盐来调味：高血压患者应少吃盐，柠檬是一种上等调味料，可用柠檬汁代替盐来调味。在烹制蔬菜或肉食时，滴几滴柠檬汁，不仅可去腥除腻，更可使淡然无味的食物成为风味极佳的菜肴。

 大医生悄悄告诉你

对女性孕期有多方面好处

对女性来说柠檬有多种好处，能美容去斑、防止色素沉着，内服、外涂均有效果，同时研究发现它对改善子宫前倾、子宫韧带松垂和闭经都有一定帮助；更重要的是它还能改善孕吐症状并安胎，有"益母果"之称。

此外，柠檬不仅有助于降低血压、降低胆固醇、改善心血管疾病，同时因其还含有一种近似胰岛素的成分，因此也有一定的降血糖功效。

食谱范例

黄瓜柠檬饮

增固毛细血管

材料 柠檬 25 克，黄瓜 100 克。

做法

1 黄瓜洗净，切丁；柠檬去皮、籽，切块。

2 将黄瓜、柠檬放入果汁机中，加入适量饮用水搅打均匀即可。

小提示

柠檬也可以和西瓜、香瓜、橙子、芹菜等多种水果、蔬菜搭配，做出不同功效、口感和颜色的果汁，很适合高血压患者平时用于控制血压。

早餐☑ 午餐☑ 晚餐☑ 1人份

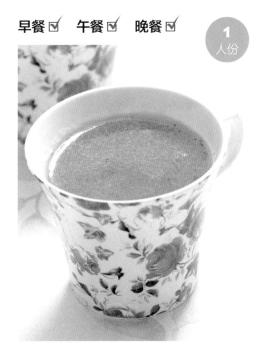

蜂蜜柠檬饮

扩张保护血管，降压

材料 柠檬 20 克，蜂蜜 200 克。

做法

1 柠檬洗净晾干切成薄片，取干净无水无油的玻璃瓶一个，将柠檬片放入玻璃瓶中，放入一层柠檬，加一层蜂蜜，全部弄好后，盖好盖子放入冰箱中冷藏。

2 饮用时，取柠檬 1~2 片，冲入适量温开水或凉开水即可。

小提示

高血压患者应少吃盐，用柠檬汁调味有助于减少盐的用量。

早餐☑ 午餐☑ 晚餐☑ 1人份

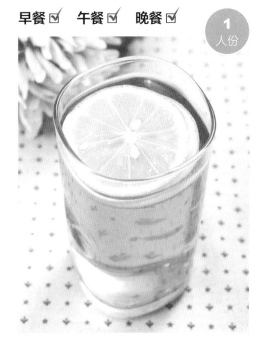

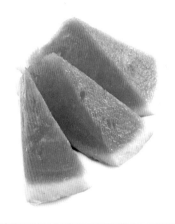

西瓜

利尿消炎，预防前期高血压

每天推荐量：150~200 克

最佳食用时间：三餐均可

（每 100 克可食部的含量）

热量	脂肪	蛋白质	碳水化合物	钠	钾
26 千卡	0.1 克	0.6 克	5.8 克	3 毫克	87 毫克

降压功效

　　西瓜中含有丰富的钾元素，可以对抗钠升高血压的不利影响，对血管有防护作用。西瓜能利尿，帮助清除体内的代谢废物，辅助降压。

　　西瓜中所含的甜菜碱，具有降低胆固醇和软化血管的功能，常吃西瓜可降低血压和预防前期高血压。

百变搭配

- ✔ **西瓜 + 绿豆**　解暑降压。
- ✔ **西瓜 + 胡萝卜**　补充多种维生素。

满分吃法

　　不吃切开时间过长的西瓜：西瓜切开时间过长，尤其是在气温很高的夏季，易变质、繁殖病菌，容易导致肠道传染病。因此，西瓜一定要新鲜。

　　冬天要少吃西瓜：西瓜是夏日的主要水果，可解暑热、止烦渴。冬天则最好少吃西瓜，一方面冬天的西瓜属于反季水果，营养不如夏天的西瓜好，另一方面，冬天天气冷，再吃过凉食物，会导致身体不适，不利于保养阳气。

　　西瓜皮可食：西瓜皮具有很好的清热降压作用，尤其是其利尿效果甚佳，有助于高血压患者排出体内的钠。

 大医生悄悄告诉你

西瓜榨汁，降压效果同样好

　　西瓜榨成的汁，清热解暑，是高血压患者夏季解暑的健康选择。饮用西瓜汁可帮助高血压患者补充身体必需的果糖成分，防止血管硬化，降低血压的同时改善体质，还可利尿消肿。

食谱范例

西瓜黄瓜汁

利尿消肿，降压

材料 西瓜 200 克，黄瓜 150 克。

调料 蜂蜜适量。

做法

1 西瓜去皮，去籽，切小块；黄瓜洗净，切小块。

2 将西瓜、黄瓜倒入榨汁机中，搅打均匀后倒入杯中，加入蜂蜜搅匀即可。

2 人份

早餐 ☑　午餐 ☑　晚餐 ☑

功效揭秘

　　西瓜能利尿消肿、软化血管，黄瓜中富含钾元素，可促进体内钠盐的排泄。西瓜与黄瓜搭配榨汁，可利尿消肿、降低血压。

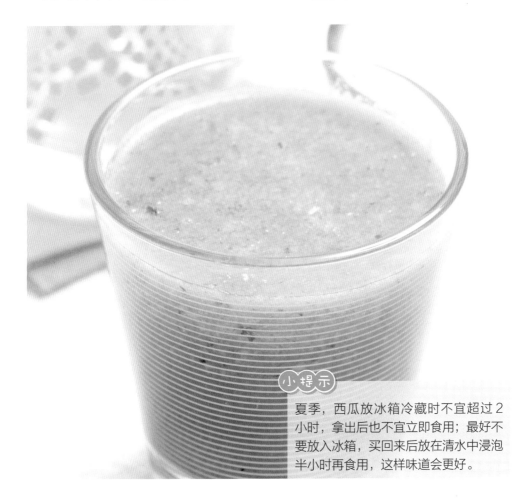

小提示

夏季，西瓜放冰箱冷藏时不宜超过 2 小时，拿出后也不宜立即食用；最好不要放入冰箱，买回来后放在清水中浸泡半小时再食用，这样味道会更好。

肉蛋水产怎么吃

精准掌握每天的量

为了更好地控制血压，医生常建议高血压人群要少吃点肉食。那么这个少吃点具体是多少呢？

肉类： 畜肉＋禽肉＝50~80克

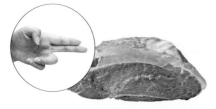

切一块与食指厚度相同、与三指（食指、中指、无名指）并拢的长度和宽度相同的瘦肉，相当于80克的量。

鱼虾类： 75~100克，相当于7~8只虾

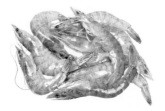

蛋类： 25~50克，相当于1个鸡蛋

首选白肉和瘦肉

血压高的人，只要选择了正确的食材和正确的烹调方式，适当吃点肉是可以的。首选鱼虾类、鸡鸭禽肉，然后是畜肉，畜肉以瘦肉为好，不宜选择肥肉。另外，要远离腊肉、香肠、咸肉等高盐高脂肪的肉类，这些对血压控制不利。

每周至少吃一次鱼，尤其是深海鱼

鱼类蛋白质含量高、品质好，可预防脑卒中的发生；同时还含有多不饱和脂肪酸，可降血脂、改善凝血机制，并减少血栓的形成，所以高血压患者可适当多吃一些鱼类，尤其是深海鱼类。

相比淡水鱼，深海鱼不仅富含蛋白质、维生素、微量元素及矿物质，而且富含卵磷脂和多种不饱和脂肪酸。

鱼肉类尽量清蒸或清炖

在鱼类的做法、吃法上，高血压患者要注意少脂烹调，最宜采用清蒸和清炖的做法，不仅可保证海鱼中的营养不易流失，得到最大限度的保留，而且味道也会更鲜美。

建议高血压患者尽量不要采用油炸的方法吃鱼，因为油脂在高温加热时，会将其中的不饱和脂肪酸转化为饱和脂肪酸，反而增加了升高血压的因素。

吃了豆制品可以少吃鱼和肉

大豆蛋白质含量相当高，而且是非常优质的植物蛋白质，有"地里长出来的肉"之称号。同时，还含有丰富的卵磷脂，可以降低血液中的胆固醇，并调节血脂；大豆中的低聚糖，可促进肠道内有益菌的繁殖，有利于胃肠的健康；大豆中含有的各种矿物质，有助于补钙补镁。

因此，建议高血压患者三餐中可以适当多吃一些豆类或豆制品，但要注意减少动物性食品，这样做不仅可以获得优质蛋白质，同时还可避免因食用动物食品而摄入过多的脂肪与胆固醇，从而降低患高血压的风险。

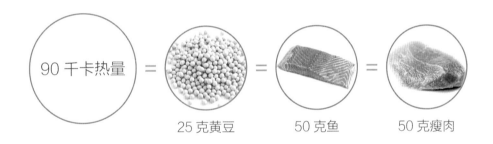

90 千卡热量 ＝ 25 克黄豆 ＝ 50 克鱼 ＝ 50 克瘦肉

高血压患者可以每天吃一个鸡蛋

鸡蛋中含有较高的胆固醇，很多人因此不敢吃鸡蛋。

但越来越多的医学研究结果表明，血液胆固醇水平的复杂程度远远超过人们的想象，增加膳食胆固醇对于血液中的胆固醇含量并不是重要影响因素。

所以，对于不合并高脂血症或高胆固醇血症的高血压患者来说，鸡蛋的摄入量不必限制过严，每天吃一个鸡蛋完全是合理的。

但伴有高胆固醇血症的高血压患者，还是应该适当限制其食量的，可隔天一个或每周3~4个全蛋。由于鸡蛋中的胆固醇几乎存在于蛋黄中，如果想多吃些鸡蛋的话，可以去掉蛋黄，只吃蛋清。

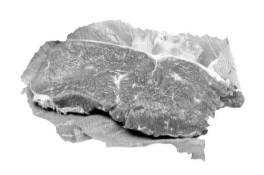

牛瘦肉

含较多的锌和蛋白质，利于稳定血压

每天推荐量：80 克
最佳食用时间：三餐均可

（每 100 克可食部的含量）

热量	脂肪	蛋白质	碳水化合物	钠	钾
106 千卡	2.3 克	20.2 克	1.2 克	54 毫克	284 毫克

降压功效

牛瘦肉含丰富的优质蛋白质，适量摄入可以保护血管，有利于降低高血压的发病率。

牛瘦肉还富含锌元素，研究表明，饮食中增加锌的含量，能防止镉增高而诱发的高血压。

牛瘦肉含有的钾，可抑制钠从肾小管的吸收，促进钠从尿液中排泄，同时钾还可以对抗钠升高血压的不利影响，有助于减少降压药的用量。

百变搭配

✅ **牛瘦肉 + 土豆** 排钠降压。

✅ **牛瘦肉 + 番茄** 促进铁吸收。

满分吃法

 大医生悄悄告诉你

牛肉不可吃得太多

一周吃一次牛肉即可，不可吃得太多。另外，牛油更应少食为妙，否则会增加体内胆固醇和脂肪的积累量。

吃嫩牛瘦肉： 牛瘦肉的肌肉纤维较粗糙且不易消化，患有高血压且消化功能较差的人，可适当吃些嫩牛肉。

烹饪牛瘦肉时加入山楂： 若烹饪牛肉时放点山楂，牛瘦肉易熟，还可去油腻，山楂可扩张血管，两者同食降压效果明显，适合高血压患者食用。

垂直牛瘦肉纹路切，味道更鲜美： 牛瘦肉的纤维组织较粗，切牛瘦肉时，要垂直肉的纹理切，这样切出来的肉不仅容易入味，也更容易嚼烂。

食谱范例

土豆烧牛肉

促进钠的排出

材料 牛瘦肉 200 克，土豆块 250 克。

调料 料酒、酱油、醋各 15 克，葱末、姜片各 10 克，香菜段、白糖、盐各 3 克，花椒 2 克，植物油适量。

做法

1. 牛瘦肉洗净、切块，焯烫。

2. 锅内倒油烧至六成热，爆香葱末、姜片、花椒，放牛肉块、酱油、料酒、白糖、盐翻炒，倒入砂锅中，加清水，大火烧开后转小火炖 50 分钟，加土豆继续炖至熟软，放醋拌匀，收汁，撒香菜段即可。

3 人份

早餐 □　午餐 ☑　晚餐 ☑

功效揭秘

　　牛肉含优质蛋白质及锌，能降低高血压的发病率；土豆含有钾，能将钠排出体外，防止血压升高。此外，土豆淀粉含量高，但蛋白质含量相对较低，与富含优质蛋白质的牛肉搭配，可弥补土豆营养之不足，大大提高其营养价值，同时有助于稳定血压。

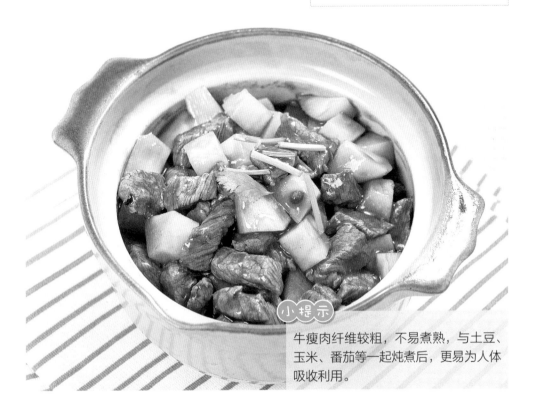

小提示

牛瘦肉纤维较粗，不易煮熟，与土豆、玉米、番茄等一起炖煮后，更易为人体吸收利用。

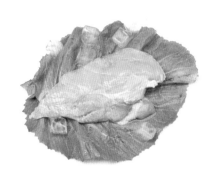

鸡肉

含蛋白质，改善血管弹性

每天推荐量：80 克
最佳食用时间：三餐均可

（每100克可食部的含量）

热量	脂肪	蛋白质	碳水化合物	钠	钾
167 千卡	9.4 克	19.3 克	1.3 克	63.3 毫克	251.0 毫克

降压功效

　　鸡肉中的蛋白质可改善血管弹性，有助于预防高血压。鸡肉中含有丰富的烟酸，能够扩张血管，降低体内胆固醇和甘油三酯含量，促进血液循环。另外，鸡肉中的 B 族维生素，对于改善高血压症状有很好的作用。

百变搭配

- ✅ **鸡肉 + 山楂**　促进蛋白质吸收。
- ✅ **鸡肉 + 栗子**　补血养身。
- ✅ **鸡肉 + 香菇**　均衡营养。

满分吃法

　　吃鸡肉最好去掉皮和脂肪层：吃鸡肉的时候为了减少脂肪的摄入，可以去掉鸡皮以及鸡皮之下的脂肪层，这样进食更健康。

　　鸡臀尖一定不要吃：鸡臀尖内含有致癌物质，一定要丢掉，否则对健康不利。

　　吃鸡胸肉：不同部位的鸡肉脂肪含量不同，鸡胸肉的脂肪含量很低，而且含有大量维生素，非常适合高血压患者食用。鸡翅膀含有较多脂肪，想减肥的人和血脂高的人应尽量少吃。

 大医生悄悄告诉你

避免鸡肉与核桃同食

　　高血压患者在食用鸡肉时，应避免与核桃同食，因为鸡肉蛋白质含量非常高，核桃中油脂和蛋白质含量也很高，同食会增加胃肠道负担，容易引起腹胀腹泻。

食谱范例

土豆蒸鸡块

早餐 □　午餐 ☑　晚餐 ☑

4 人份

帮助排出体内钠离子

材料　净土鸡200克，土豆300克，青椒丝、红椒丝各10克。

调料　盐2克，姜片5克，老抽、豆瓣酱、米粉各10克，植物油、胡椒粉各适量。

做法

1 土鸡剁成小块，用姜片、盐、老抽腌渍1小时放入大碗中，加豆瓣酱、米粉和少量植物油拌匀；土豆洗净，去皮，切成滚刀块。

2 将鸡块在下、土豆块在上放入大碗中，上笼蒸30分钟，熟后反扣在盘中，撒上适量胡椒粉、青椒丝、红椒丝即可。

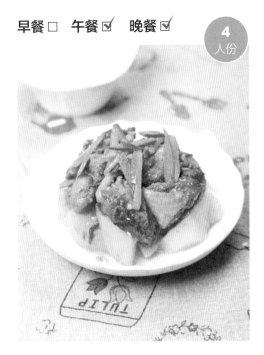

荷兰豆拌鸡丝

早餐 □　午餐 ☑　晚餐 ☑

2 人份

改善血管弹性

材料　鸡胸肉150克，荷兰豆100克。

调料　蒜蓉10克，盐2克，香油2克。

做法

1 将鸡胸肉冲洗干净，煮熟冷却，撕成细丝；荷兰豆洗净切丝，放入沸水中焯一下。

2 将鸡丝、荷兰豆放入盘中，再放入蒜蓉、盐、香油拌匀即可。

小提示

荷兰豆宜选择大小均匀、色泽翠绿者，且烹饪时必须完全煮熟后再食用，否则可能引发中毒症状。

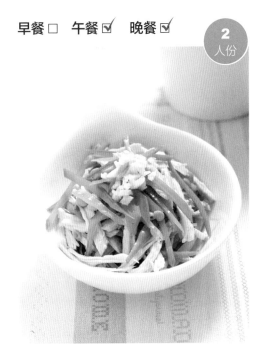

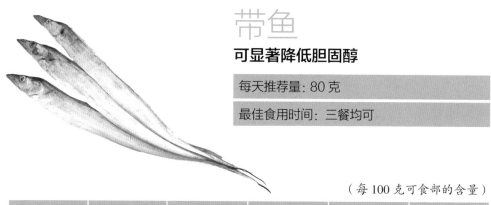

带鱼
可显著降低胆固醇

每天推荐量: 80 克
最佳食用时间: 三餐均可

（每100克可食部的含量）

热量	脂肪	蛋白质	碳水化合物	钠	钾
127 千卡	4.9 克	17.7 克	3.1 克	150 毫克	280 毫克

降压功效

　　带鱼含有丰富的镁元素，能泵入钾离子，限制钠内流，降低血压。带鱼富含优质蛋白质，能维持体内钾钠平衡。带鱼中含有丰富的不饱和脂肪酸及维生素 B_2，有利于破损血管的修复，使胆固醇不易沉积，促使血液中的脂肪加速排出，降低血压。

 大医生悄悄告诉你

不要选购呈黄色的带鱼
　　新鲜带鱼为银灰色且有光泽，但有些带鱼附着一层黄色的物质，这是鱼体表面脂肪大量接触空气而加速氧化产生的。因此，购买带鱼时，尽量不要买呈黄色的带鱼。

百变搭配

　　✔ **带鱼 + 白萝卜**　开胃生津。
　　✔ **荸荠 + 带鱼**　清热、补水。

满分吃法

　　带鱼不宜去鳞：带鱼表面银色的一层并不是鱼鳞，而是一层由特殊脂肪形成的表皮，称为"银脂"，是营养价值较高且无腥无味的优质脂肪，其中含有丰富的蛋白质、磷脂、铁等营养素，且其中的不饱和脂肪酸有防治高血压及冠心病的功效，因此烹饪带鱼时，不要刮掉鱼鳞。

　　清洗带鱼水温不宜过高：清洗带鱼时水温不可过高，以防银脂流失，损失营养。

◎ **食谱范例**

糖醋带鱼

软化血管

材料 带鱼 300 克。

调料 葱丝、姜丝、蒜片、酱油、醋、料酒、糖、花椒油、盐、植物油各适量。

做法

1 将带鱼去头、尾、内脏，洗净，剁成 5 厘米左右的段，用盐略腌。

2 锅中放些油烧热，下带鱼段煎熟，两面呈金黄色时出锅，沥干油待用。

3 锅中留底油，下葱丝、姜丝、蒜片煸炒，放入炸好的带鱼，烹入料酒、醋、酱油，加少许水，放糖，入味后淋花椒油，炒匀即成。

2 人份

早餐 ☑   午餐 ☑   晚餐 ☑

功效揭秘

　　带鱼中的镁，可保护心血管系统，预防高血压、脂肪肝，搭配可以软化血管的醋，功效更好，而且醋能够有效去除带鱼的腥味，且能促进机体对带鱼中钙质的消化吸收。

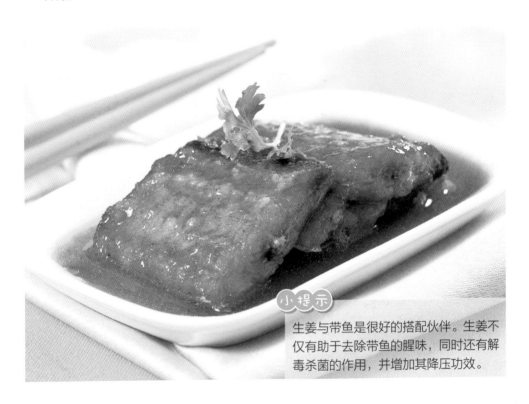

小提示

生姜与带鱼是很好的搭配伙伴。生姜不仅有助于去除带鱼的腥味，同时还有解毒杀菌的作用，并增加其降压功效。

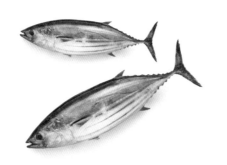

金枪鱼

扩张血管，平稳降压

每天推荐量：50~100 克

最佳食用时间：三餐均可

（每 100 克可食部的含量）

热量	脂肪	蛋白质	碳水化合物	钠	钾
198 千卡	8.2 克	29.1 克	0 克	100 毫克	260 毫克

降压功效

金枪鱼中含有丰富的 ω-3 脂肪酸，可以提升体内一氧化氮水平，能更好地舒张血管平滑肌，从而降低血压。金枪鱼所含的镁，能使心脏正常工作，具有扩张血管的作用，使血压平稳下降。

金枪鱼中含有的金枪鱼肽，经动物实验证明，具有快速降低血压的功效。

金枪鱼中还含有钾，能抑制钠引起的血压升高。

百变搭配

✔ **金枪鱼 + 山药** 预防动脉硬化。

✔ **金枪鱼 + 白菜** 营养更均衡。

满分吃法

生吃注意新鲜： 金枪鱼肉质鲜滑柔嫩，入口即化，适于生吃、油爆、红烧等，一般认为生吃最好，但一定要注意鱼肉的新鲜度。

烹调时加入白葡萄酒或白兰地： 烹制金枪鱼时，加入少许白葡萄酒或白兰地，既能去除鱼腥味，又能带出金枪鱼本身的鲜甜味道。

金枪鱼沙拉： 新鲜的金枪鱼生煎后，或是取金枪鱼罐头，与土豆、玉米粒、洋葱、生菜、紫甘蓝、青椒、黄瓜等一起做成沙拉食用，不仅营养丰富，而且色泽诱人。

 大医生悄悄告诉你

金枪鱼烹制小诀窍

切金枪鱼时，用拇指、食指压住鱼块，斜向切入，可以形成较大的断面，并防止鱼肉碎裂。

食谱范例

金枪鱼土豆沙拉

减少外周血管阻力

早餐 ☑ 午餐 ☑ 晚餐 ☑

2 人份

材料 罐头金枪鱼50克，土豆200克，洋葱50克。

调料 盐2克，沙拉酱、胡椒粉各适量。

做法

1 金枪鱼去掉汁水，用手撕成小块；洋葱洗净，切碎；土豆洗净，去皮，切片。

2 土豆放蒸锅中蒸20分钟左右，稍凉，装入保鲜袋，封口，用擀面杖擀成泥，晾凉。

3 将土豆泥放入大碗中，加入金枪鱼肉和洋葱碎，放入沙拉酱、盐和胡椒粉，搅匀即可。

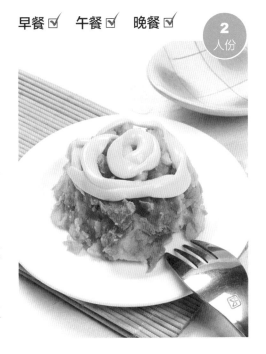

红烧金枪鱼

扩张血管

早餐 ☑ 午餐 ☑ 晚餐 ☑

3 人份

材料 金枪鱼200克。

调料 姜片5克，葱花5克，盐1克，酱油5克，植物油适量。

做法

1 将金枪鱼洗净，在鱼身两侧各剞花刀，用盐腌渍备用。

2 炒锅置火上，倒入油烧至八成热，下入金枪鱼煎至皮酥，捞起沥油待用。

3 锅内留底油，下入姜片炒香，注入适量水，放入金枪鱼烧沸，撇去浮沫，然后加入酱油，转小火烧至金枪鱼酥烂，再转大火收浓汤汁，撒上葱花即可。

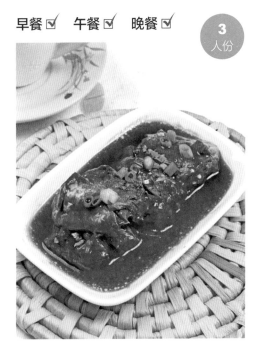

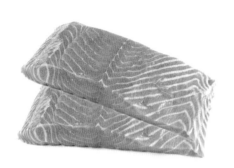

三文鱼

含 ω -3 脂肪酸有效降压

每天推荐量: 80 克

最佳食用时间: 中午、晚上

（每 100 克可食部的含量）

热量	脂肪	蛋白质	碳水化合物	钠	钾
139 千卡	7.8 克	17.2 克	0 克	63 毫克	361 毫克

降压功效

三文鱼中含有的 ω -3 脂肪酸，可以提升体内一氧化氮水平，能更好地舒张血管平滑肌，使血液流通顺畅，从而降低血压。ω -3 脂肪酸还能降低血液中的甘油三酯水平，并能升高高密度脂蛋白胆固醇，增强血管弹性。

百变搭配

✅ **三文鱼 + 绿芥末**　缓解寒凉。

✅ **三文鱼 + 豆腐**　降压，强化骨骼。

满分吃法

烹饪至八成熟即可：三文鱼只要烹饪至八成熟即可，这样既味道鲜美，又可去除其腥味。如果加热时间过长，肉质会变得干硬。

吃新鲜的三文鱼：三文鱼解冻之后，细菌容易繁殖，最好吃新鲜程度高的三文鱼。新鲜的三文鱼，一般鱼体呈灰白色或银灰色，肉质厚实有弹性，鱼鳃鲜红。

 大医生悄悄告诉你

三文鱼生吃有讲究

生吃三文鱼，需要在新鲜、干净度有保证的前提下进行，且尽量搭配绿芥末、姜汁等食用，这样不仅可以调味、杀菌，还能缓解三文鱼的寒凉，既美味又安心。如果不能保证三文鱼新鲜、卫生，还是以熟食为好。

食谱范例

清蒸三文鱼

含多不饱和脂肪酸，可有效降压

材料　三文鱼肉150克。

调料　葱丝、姜丝、盐、香油各适量。

做法

1　三文鱼肉洗净，切段，撒少许盐抓匀，腌渍30分钟。

2　取盘，放入三文鱼肉，再放上葱丝、姜丝、香油，送入蒸锅大火蒸5分钟即可。

2 人份

早餐 □　午餐 ☑　晚餐 ☑

功效揭秘

　　三文鱼含有较多的多不饱和脂肪酸，可有效降低血压、防止血栓。高血压人群常吃三文鱼能起到降压的作用。

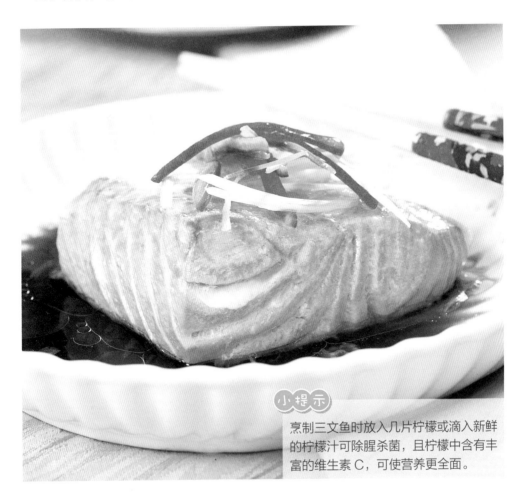

小提示

烹制三文鱼时放入几片柠檬或滴入新鲜的柠檬汁可除腥杀菌，且柠檬中含有丰富的维生素C，可使营养更全面。

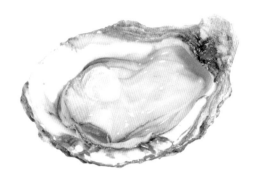

牡蛎
富含锌元素，控制镉导致的血压上升

| 每天推荐量：50 克 |
| 最佳食用时间：三餐均可 |

（每 100 克可食部的含量）

热量	脂肪	蛋白质	碳水化合物	钠	钾
73 千卡	2.1 克	5.3 克	8.2 克	200 毫克	9 毫克

降压功效

牡蛎肉中含有丰富的锌元素，能够改变机体的锌／镉比值，降低并减少镉对人体的危害，可有效控制镉所致高血压，有利于稳定高血压患者的病情。

牡蛎中的功能化合物有降低血液中胆固醇浓度的作用，可防止高血压脑病及脑卒中的发生。

百变搭配

✔ **牡蛎 + 小米** 营养更全面。

✔ **牡蛎 + 菠菜** 补充维生素。

满分吃法

挑选新鲜牡蛎食用：牡蛎以壳色泽黑白明显者为佳，去壳之后的肉完整丰满，边缘乌黑，肉质带有光泽、有弹性。如果牡蛎韧带处泛黄或者发白，则不新鲜，不宜食用。

食用牡蛎时，忌与啤酒、水果同食：食用牡蛎时，不宜饮用啤酒，否则容易诱发痛风，也不宜与水果同食，否则容易引起腹泻。如果想吃水果，应在吃完牡蛎 2 小时后。

 大医生悄悄告诉你

牡蛎不宜与芹菜同食

牡蛎中锌含量很高，有助于人体蛋白质和酶的生成；芹菜中含有大量水溶性膳食纤维，会降低人体对锌的吸收能力，所以高血压患者食用牡蛎时，不要吃芹菜。

食谱范例

牡蛎蒸饭

抑制有毒有害元素升高血压

早餐 ☑ 午餐 ☑ 晚餐 ☑ ②人份

材料 牡蛎肉 100 克，大米 100 克。

调料 酱油、葱、蒜蓉、香油、芝麻、胡椒粉各适量。

做法

1 将牡蛎肉用盐水冲洗干净，沥干水分。

2 大米淘洗干净，加入牡蛎，放入电饭锅内一起蒸熟。

3 另起锅，倒油烧热，放入调料炒匀，吃的时候将调料汁浇在牡蛎饭上，拌匀即可。

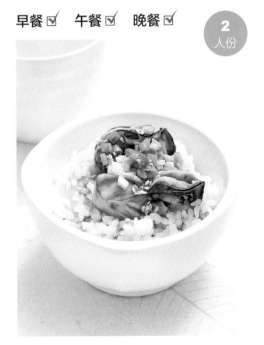

牡蛎煎蛋

预防妊娠高血压

早餐 ☑ 午餐 ☑ 晚餐 ☑ ②人份

材料 去壳牡蛎 50 克，鸡蛋 1 个。

调料 葱花 5 克，盐、花椒粉各少许，植物油适量。

做法

1 牡蛎洗净；鸡蛋洗净，磕入碗内，打散，放入牡蛎、葱花、花椒粉、盐，搅拌均匀。

2 锅置火上，倒入适量植物油，待油温烧至六成热，淋入蛋液煎至两面呈金黄色即可。

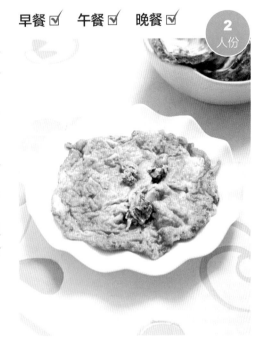

奶类及其他类

每天喝牛奶 300 毫升左右

　　高血压的发生与血钠、血钙比例是否均衡有关。一个人体内的血钠过高、血钙又过低时，血压就会明显上升。因此，高血压人群宜适当摄入一些含钙多的食物，如奶类及奶制品，可促进血压稳定。

　　牛奶及奶制品中不仅富含钙，其他矿物质和维生素含量也很高，建议高血压人群每天可以摄入相当于鲜奶 300 毫升的奶类及奶制品。

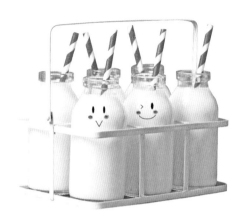

在牛奶的选择上，建议首选脱脂、低脂牛奶

对乳糖不耐受的高血压患者可以选择喝酸奶

　　酸奶是由牛奶发酵而来，牛奶中的大部分乳糖在发酵过程中被水解，因此相对牛奶而言，酸奶更适合乳糖不耐受的人。

　　此外，在牛奶发酵成酸奶的过程中，钙质并没有损失，蛋白质虽然水解了一部分，但更容易被人体吸收，与此同时酸奶还富含大量的乳酸菌，有调理肠胃、改善便秘等益处，高血压患者喝酸奶也是不错的选择。

喝酸奶的注意事项

　　1.酸奶一定要在饭后饮用，因为空腹时胃液酸度较高，如果这时喝酸奶，酸奶中的有益菌会被胃酸杀死，其营养价值大大降低，而饭后胃酸已经被稀释，这时喝酸奶可更好地发挥作用，特别是在饭后 2 小时内饮用效果最佳。

　　2.酸奶中的乳酸菌不耐高温，因此酸奶一定要冷饮，不要加热后饮用，否则起不到保健作用，保存时也一定要冷藏。

　　3.酸奶最好选择无糖的原味酸奶，以避免升高血糖。

　　4.酸奶的浓稠度与营养没有关系，只与制作方法有关。

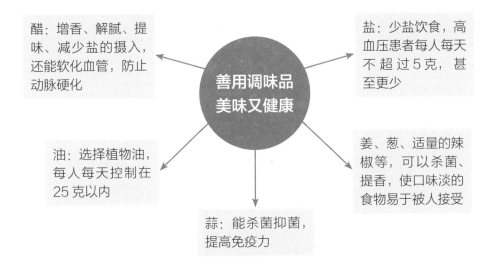

醋：增香、解腻、提味、减少盐的摄入，还能软化血管，防止动脉硬化

盐：少盐饮食，高血压患者每人每天不超过5克，甚至更少

善用调味品美味又健康

油：选择植物油，每人每天控制在25克以内

姜、葱、适量的辣椒等，可以杀菌、提香，使口味淡的食物易于被人接受

蒜：能杀菌抑菌，提高免疫力

油盐的用量要严加控制

油和盐是高血压的元凶，高血压人群要严格控制每天的油、盐摄入量。其中，每天烹调油不超过25克，食盐不超过5克。这里的量不仅是每天烹调中所使用的有形油、盐，还包括各类点心、肠类、酱油、蚝油、各种酱类等中的隐形油、盐，一旦饮食中摄入了这些隐形油、盐，就要注意减少烹调中的油、盐用量。

充分利用葱、姜、蒜、椒的味道

葱、姜、蒜、椒，人称调味"四君子"，在高血压患者的日常饮食中可适当加入，不仅能调味、杀菌去毒，还有利于食盐用量的控制。

禽肉重点多放蒜：烹调鸡、鸭、鹅等禽肉类时，适当多放些蒜，可使肉更香，避免腹泻，增强降压效果。

肉食重点多放椒：烧肉类时，尤其是牛肉、羊肉、狗肉等畜肉时，放些花椒可祛寒、杀毒抗菌，还能起到扩张血管、降低血压的作用。

鱼类重点多放姜：烹调鱼类时，适当加些生姜，可缓和鱼的寒性，去除其腥味，并增加其降压功效。

贝类重点多放葱：烹调贝类时多放些大葱，可避免咳嗽、腹痛等过敏反应，还具有解毒抑菌、控压降压、防癌抗癌等作用。

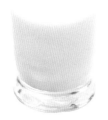

低脂（脱脂）牛奶

舒张血管，降低血压

| 每天推荐量: 200~250 克 |
| 最佳食用时间: 早上、晚上 |

（每100克可食部的含量）

热量	脂肪	蛋白质	碳水化合物	钠	钾
57 千卡	0.4 克	3.3 克	10.0 克	28 毫克	156 毫克

降压功效

低脂（脱脂）牛奶中含有丰富的钙质，研究表明，当一个人的血钠过高，血钙又过低时，血压就会明显上升。因此，高血压患者经常饮用低脂（脱脂）牛奶，有助于维持血压稳定。低脂（脱脂）牛奶中含有的镁，能有效降低血脂浓度，防止动脉硬化，保护心脑血管系统。此外，低脂（脱脂）牛奶是高蛋白、低脂肪食物，是高血压患者的健康饮食。

百变搭配

- ☑ **低脂（脱脂）牛奶 + 木瓜**　促进消化。
- ☑ **低脂（脱脂）牛奶 + 番茄**　降压，美容。

满分吃法

与主食同吃：喝牛奶时，与馒头、花卷等富含碳水化合物的主食一起食用，有助于人体对牛奶中蛋白质的吸收，避免空腹喝牛奶所致的营养成分流失。

不喝冷牛奶：对于肠胃偏寒的高血压患者，喝冷牛奶会刺激肠道过度蠕动，可能引起轻度腹泻，可加热5分钟左右再饮用。

喝牛奶时，不宜添加柠檬汁或橘汁：柠檬汁或橘汁含有的果酸，会破坏牛奶中的蛋白质，降低牛奶的营养价值。

🩺 大医生悄悄告诉你

高血压患者选择低脂（脱脂）牛奶的好处

低脂（脱脂）牛奶与普通牛奶相比，脂肪、胆固醇含量更低，它以较少的能量提供与普通牛奶同样多的蛋白质和钙，比普通牛奶更适合高血压患者饮用。

◉ 食谱范例

牛奶花生核桃豆浆

缓解因心理压力过大造成的血压升高

材料 低脂（脱脂）牛奶250克，黄豆55克，花生仁、核桃仁各10克。

调料 白糖15克。

做法

1 黄豆用清水浸泡8~12小时，洗净；花生仁挑净杂质，洗净；核桃仁洗净。

2 把花生仁、核桃仁和浸泡好的黄豆一同倒入全自动豆浆机中，加水至上、下水位线之间，按下"豆浆"键，煮至豆浆机提示豆浆做好，依个人口味加白糖调味，待豆浆晾至温热，倒入低脂（脱脂）牛奶搅拌均匀后饮用即可。

2 人份

早餐 ☑ 午餐 ☑ 晚餐 ☑

功效揭秘

　　低脂（脱脂）牛奶中的钙对平稳血压有益；花生中含有不饱和脂肪酸，可降低胆固醇；黄豆富含的钾能促进钠的排出，扩张血管，降低血压；核桃中含有 ω-3 脂肪酸，有助于缓解紧张情绪，释放心理压力，使舒张压明显下降。四者搭配做成豆浆食用，对心理压力过大造成的血压升高有缓解作用。

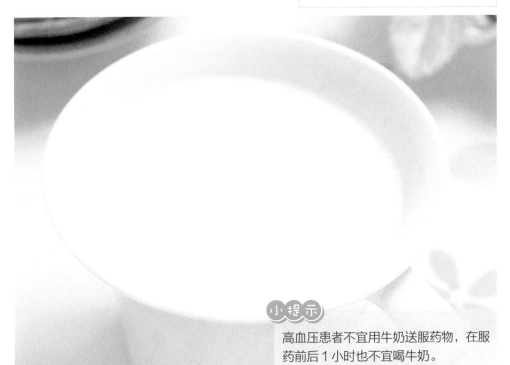

小提示

高血压患者不宜用牛奶送服药物，在服药前后1小时也不宜喝牛奶。

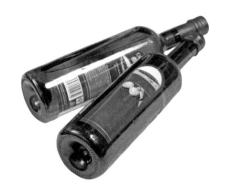

橄榄油

舒张血管平滑肌，使血液流通顺畅

| 每天推荐量: 10 克 |
| 最佳食用时间：三餐均可 |

（每 100 克可食部的含量）

热量	脂肪	蛋白质	碳水化合物	钠	钾
899 千卡	99.9 克	—	—	—	—

降压功效

橄榄油中含有一种多酚类物质，可降低血黏稠度，调节血压。

橄榄油富含单不饱和脂肪酸，能够调节血脂、降低血压，预防动脉粥样硬化，保护心脑血管，降低高血压合并心脑血管疾病的发病率。

百变搭配

- ✔ **橄榄油 + 芹菜**　降压、抗癌。
- ✔ **橄榄油 + 花生油**　营养更全面。

满分吃法

用橄榄油做调味品： 橄榄油可以做调味品，用来制作沙拉、调拌各类素菜和面食。高血压患者做菜时，可以少放盐，用少量的橄榄油来增加鲜味，这样可以减少钠的摄入。

不适于高温烹调： 橄榄油中的微量物质属多酚类，在高温环境下容易被破坏，降低其营养价值；再加上其中不饱和脂肪酸不够稳定，高温下容易形成反式脂肪，因此不宜采用油炸、油煎等高温烹调方式。

 大医生悄悄告诉你

高血压患者的油脂选择

对于高血压患者来说，植物油的选择，以单不饱和脂肪酸和多不饱和脂肪酸含量高者为好。橄榄油、茶子油含较高的单不饱和脂肪酸，为首选。

食谱范例

苦瓜拌木耳

早餐 ☑ 午餐 ☑ 晚餐 ☑

2 人份

维持血管弹性

材料 苦瓜 200 克，水发黑木耳、红椒各 25 克。

调料 蒜末 10 克，盐 2 克，生抽 4 克，醋 8 克，橄榄油 3 克。

做法

1 苦瓜洗净，去瓤，切片；黑木耳掰成小朵；红椒洗净切丝；将蒜末、盐、生抽、醋、橄榄油调成汁备用。

2 将黑木耳、苦瓜分别焯熟，捞起放入凉开水中备用。

3 将所有材料放在盘中，倒入调味汁，拌匀即可。

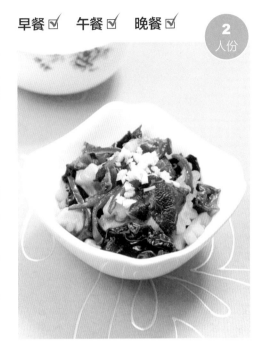

橄榄油土豆沙拉

早餐 ☑ 午餐 ☑ 晚餐 ☑

2 人份

舒张血管

材料 土豆 150 克，小萝卜、黄瓜各 100 克。

调料 橄榄油 5 毫升，白醋、胡椒粉各适量，盐 1 克。

做法

1 土豆去皮洗净，切小块，用清水浸泡 10 分钟，沸水煮熟；小萝卜和黄瓜洗净，切块。

2 将土豆块、小萝卜块、黄瓜块一起放入碗中，加橄榄油、白醋、盐、胡椒粉搅拌均匀即可。

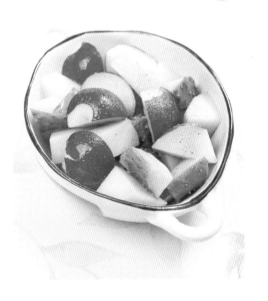

醋

含 ω-3 脂肪酸有效降压

| 每天推荐量: 20 克 |
| 最佳食用时间: 早、中、晚餐随饭食用 |

（每100克可食部的含量）

热量	脂肪	蛋白质	碳水化合物	钠	钾
31 千卡	0.3 克	2.1 克	4.9 克	262 毫克	351 毫克

降压功效

　　醋所含的醋酸，可抑制胆固醇的合成并促进其排泄，具有扩张血管、维持血管弹性的作用。此外，醋中的钾有助于高血压患者将多余的钠排出体外。

　　醋可促使人体内过多的脂肪转变为体能而消耗掉，有助于高血压合并肥胖患者控制体重。

百变搭配

✔ **醋 + 花生**　调节血压。

✔ **醋 + 土豆**　分解有毒物质。

✔ **醋 + 芝麻**　促进铁、钙的吸收。

 大医生悄悄告诉你

　　米醋1汤匙放入杯内，加入少量蜂蜜，加开水冲至半杯，一天3次，坚持服用可有效降压。

满分吃法

　　做菜多加醋，可减少用盐量： 做菜时，多加些醋，既增加菜肴的风味，又可减少食盐的用量，因为醋的酸味可以通过味觉作用强化咸味，即使做菜时不加盐，也可以使咸味加重，同时，醋还可以降低加热过程对食材中 B 族维生素、维生素 C 等的破坏。高血压患者常食醋有助于控制血压。

　　烹制鱼、排骨加醋，促进钙质溶出： 用醋烹制带骨的食材，如排骨、鱼类等，可使骨刺软化，促进骨中矿物质如钙、磷的溶出，促进人体对钙的吸收。

◎ | 食谱范例

糖醋藕片

保持血管弹性，促进钠排出

材料 鲜藕200克，青椒、红椒各少许。

调料 醋10克，白糖、盐、水淀粉、香油、花椒、植物油各适量。

做法

1 鲜藕去皮，洗净，切片，用凉水冲泡捞出，沥干；青椒、红椒洗净，切丝。

2 锅置火上，放油烧热，炸香花椒，捞出不要。

3 放藕片略炒，烹入醋，加白糖、盐。

4 加水烧至汤汁浓稠时，放青椒丝、红椒丝翻炒，用水淀粉勾芡，淋香油即可。

2 人份

早餐 ☑ 午餐 ☑ 晚餐 ☑

功效揭秘

醋中的醋酸能扩张血管、维持血管弹性，所含有的钾有助于钠的排出；藕中含有丰富的膳食纤维，有助于促进体内多余的钠和胆固醇的排出，两者搭配可起到降压的作用。

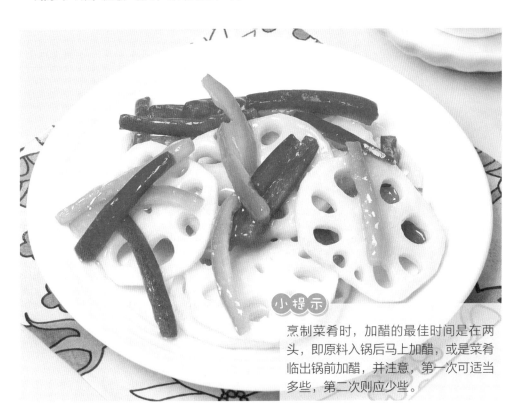

小提示

烹制菜肴时，加醋的最佳时间是在两头，即原料入锅后马上加醋，或是菜肴临出锅前加醋，并注意，第一次可适当多些，第二次则应少些。

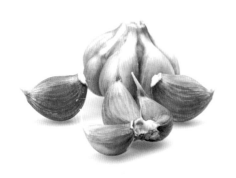

大蒜
有助于血压正常化

每天推荐量：生蒜两三瓣（10~15 克），熟蒜三四瓣（15~20 克）

最佳食用时间：三餐均可

（每100 克可食部的含量）

热量	脂肪	蛋白质	碳水化合物	钠	钾
128 千卡	0.2 克	4.5 克	27.6 克	20 毫克	302 毫克

降压功效

　　大蒜所含大蒜素能降低血清和肝脏中的脂肪含量，使血压下降；大蒜中含有的硒，能防止血小板凝集，有助于血压正常化。

　　大蒜所含的大蒜素及由大蒜素转变而成的二烯丙基二硫化物，可降低肝脏中用于促进胆固醇合成的酶水平，进而抑制胆固醇的形成，有效防止动脉硬化。

百变搭配

- ✓ **大蒜 + 瘦肉**　增强体质。
- ✓ **大蒜 + 黄瓜**　解毒杀菌。
- ✓ **大蒜 + 黄豆**　扩张血管。

 大医生悄悄告诉你

　　研究发现，常吃新鲜大蒜，能使血液中的胆固醇水平降低 8%～15%，并且还能减少动脉斑块的形成，减缓动脉粥样硬化。

满分吃法

　　生食：大蒜素怕热，遇热后很快分解，其杀菌作用就会降低，因此宜生食；食用前，先将大蒜切碎或是切成薄片，充分与空气接触 15 分钟左右，可以更好地释放大蒜中的有效成分。

　　捣蓉：大蒜捣碎或捣成蓉后，其中的蒜氨酸和蒜酶结合形成有效的降压成分——大蒜素，然后直接拌入各种食材中，不仅可瞬间提升各种食材的味道，同时降压效果也更强。

◎ 食谱范例

蒜泥菠菜

增强血管弹性，稳定血压

早餐 ☑ 午餐 ☑ 晚餐 ☑   **2** 人份

材料 菠菜 100 克，大蒜 15 克。

调料 醋、盐、白糖、香油各适量。

做法

1 菠菜去老叶，洗净，放沸水中烫熟，捞出，放凉开水中过凉，捞出沥干，切段，放入盘中，撒盐拌匀，备用。

2 大蒜去皮，捣碎，放碗中，加白糖调成蒜泥。

3 将蒜泥浇在菠菜上，淋上醋、香油即可。

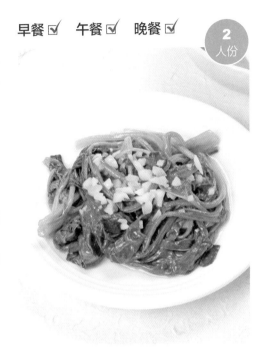

蒜香海带

降低血液黏度，补充碘元素

早餐 ☑ 午餐 ☑ 晚餐 ☑   **1** 人份

材料 海带 70 克，大蒜 15 克，熟黑芝麻 5 克。

调料 姜片、香油、醋各适量，盐 1 克。

做法

1 将大蒜和姜片分别磨成泥，备用；海带洗净后过滚水余烫沥干，切条。

2 将海带中倒入蒜泥和姜泥，再浇上醋、香油、盐和黑芝麻搅拌均匀即可。

小提示

剥大蒜皮时，掰去大蒜根部的硬结后，放入清水中浸泡 5 分钟，即可轻松捻去其外皮。

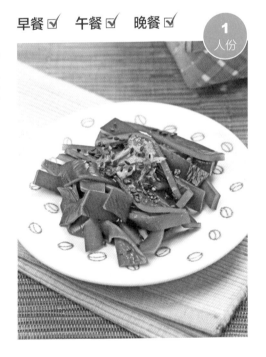

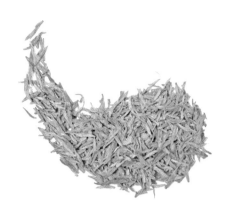

绿茶

扩张血管，稳定血压

每天推荐量: 5~10 克

最佳食用时间: 饭后 1 小时饮用

（每 100 克可食部的含量）

热量	脂肪	蛋白质	碳水化合物	钠	钾
328 千卡	2.3 克	34.2 克	—	28 毫克	1661 毫克

降压功效

绿茶中所含的儿茶素，对血管紧张素转换酶的活性有较强的抑制作用，促使舒缓激肽分泌较多，避免血管收缩引起血压上升。其所含的氨茶碱具有扩张血管的作用，有利于血压的稳定。

绿茶中含有的茶多酚、维生素 C，有降血脂、抗凝血和促进纤维蛋白溶解的作用，扩张冠状动脉，提高心功能。

百变搭配

✓ **绿茶 + 柠檬** 提高人体免疫力。

✓ **绿茶 + 番石榴** 消除自由基。

满分吃法

忌空腹饮用: 空腹时不宜饮用浓茶，否则会抑制胃液的分泌，导致食欲缺乏。

即泡即喝: 可将开水放至 80 ~ 85℃后，再放入绿茶，如此即泡即喝，不仅不烫口，更能保留绿茶的风味。

绿茶冲泡次数不宜多: 冲泡绿茶时要注意，冲泡 1~2 次后即可换掉茶叶，因为第三次冲泡时它所含的有效成分——儿茶素含量已大大降低。

 大医生悄悄告诉你

患有发热、肾功能不全、习惯性便秘、消化道溃疡、失眠等症的高血压患者忌饮绿茶。

◎ 食谱范例

绿茶娃娃菜

抑制血管收缩引起的血压上升

材料 娃娃菜 200 克，绿茶、枸杞子各 5 克，
熟海带丝 20 克。

调料 葱段、姜片、胡椒粉、植物油各适量，
盐 2 克。

做法

1 娃娃菜洗净，焯水过凉；绿茶用开水泡
好；枸杞子泡发。

2 锅内倒油烧热，用葱段、姜片炝锅，下娃
娃菜、枸杞子炒匀，加水，放盐、胡椒粉
调味。

3 熟海带丝放入盘底，上面摆好娃娃菜，原
汤撇净浮沫和葱、姜，倒入绿茶水，调好
咸香味，浇在菜上即可。

**2
人份**

早餐 ☑　午餐 ☑　晚餐 ☑

功效揭秘

　　绿茶中所含的儿茶素，可
抑制血管收缩引起的血压上升；
氨茶碱能够扩张血管，有利于
血压的稳定。绿茶中的咖啡因
在降低胆固醇的同时，还可以
使血压、血糖下降还可减肥。

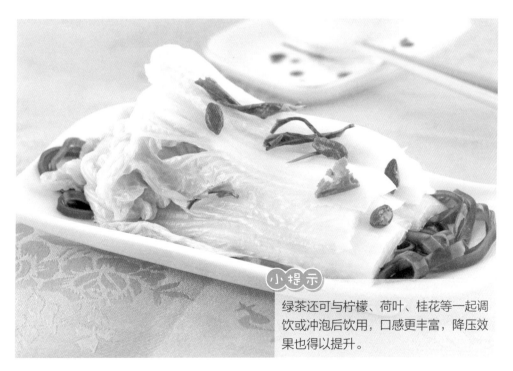

小提示

绿茶还可与柠檬、荷叶、桂花等一起调
饮或冲泡后饮用，口感更丰富，降压效
果也得以提升。

┃辅助降压的药食两用中药材

药食两用的中药，辅助降压

药食两用的中药既可以当食物食用，又能当药治病，这类药材性质温和，不良反应比较少。

中医自古就有"药食同源"的说法，很多中药既是食物，也是药物，如莲子、枸杞子、槐花、荷叶、菊花等，很多人在日常生活中也经常食用、饮用；再如天麻、黄芪等，很多注重养生的人在日常饮食中也会经常用到。对于高血压患者来说，在坚持饮食治疗的同时适当选用一些药食两用的中药，可以达到辅助降压的效果。

中药可入茶饮、入粥、入汤

中药可用于制作茶饮，日常饮用，既能补水，又能起到降压等保健效果。此外，还可以制作药膳粥、药膳汤等，食用形式丰富多样。

中药的可贵之处还在于缓解高血压患者的心理压力

因为药食两用的中药，是在日常喝水、吃饭中实现它的保健功效，对于高血压人群，特别是轻度高血压人群来说，这种方式不仅易于接受，也方便摄入，能减少单纯吃药给人造成的心理压力，而从情绪对血压的影响上来说，这种内心的放松更有利于血压的控制。

降压平稳和缓

中药降压作用缓和，稳定血压的效果较好，如葛根、杜仲、野菊花、玉米须等，尤其适用于早期或老年高血压人群。较严重的高血压患者配合中药治疗，也可防止血压波动较大。

 大医生悄悄告诉你

高血压可从肝上调

高血压从中医上解释与肝阳妄动有关，如果肝养护不当，肝阴亏虚，肝阳活动比较旺盛，就会出现头晕、头痛、眼花、耳鸣等高血压症状。因此，平稳血压可以从肝上调养，中药也可以从疏肝、平肝、养肝血等方面去选用。

常用中药	降压功效
葛根	适于高血压伴有颈项强痛
黄芩	适于肝经实热的高血压
杜仲	双向调节血压
黄连	扩张周围血管而降血压
钩藤	降低血管外周阻力，扩张血管
天麻	缓解头晕、头痛、耳鸣等高血压症状
夏枯草	舒张血管而降血压
丹参	改善微循环，降低血压
黄芪	对气血不足、阴阳两虚型高血压患者有益
车前子	扩张血管，促进钠排出

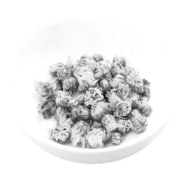

菊花

平肝明目，缓解头晕头痛

性味：性微寒，味甘、苦
归经：归肺、肝经
每天推荐量：10~15 克

降压功效

菊花具有疏风散热、平肝明目的功效，适用于肝火亢盛型、阴虚阳亢型及肝肾阴虚型高血压，可有效缓解头晕头痛、心烦失眠等症状。

菊花中的黄酮类化合物，具有抑制血小板聚集作用，还能降低总胆固醇、甘油三酯、低密度脂蛋白水平，对高脂血症有一定的调脂作用。此外，还能抑制体外血栓的形成。

百变搭配

- ✔ **菊花 + 山楂** 降脂消食。
- ✔ **菊花 + 红枣** 清肝明目。
- ✔ **菊花 + 银耳** 降脂解毒。

满分吃法

食用选择新鲜菊花： 挑选菊花时，不要选颜色过于鲜艳的，以防是硫黄熏过的。要选有花萼、花萼偏绿色的新鲜菊花。

食用前清洗： 菊花水煎或冲泡，宜先用清水洗，去除杂质，但不要浸泡太久，以免破坏菊花的营养及功效。

泡水饮用： 高血压人群平时可用菊花泡茶饮用，可避免血压大起大落，可以单独泡茶，也可以与山楂、枸杞子等一起泡饮。

 大医生悄悄告诉你

高血压患者如患风热感冒，可适量使用菊花，菊花是辛凉解表的常用药材，常用于外感风热、身重头痛、畏寒等感冒初期症状，还有显著的解热作用。

食谱范例

菊花茶

疏风散热，平肝明目

材料 菊花 10 克。

泡法 将菊花放入杯中，倒入沸水，泡 3~5
分钟后即可饮用。

功效揭秘

　　菊花具有疏风散热、平肝
明目的功效，饮用菊花茶能够
帮助高血压患者有效缓解头晕
头痛、心烦失眠等症状。

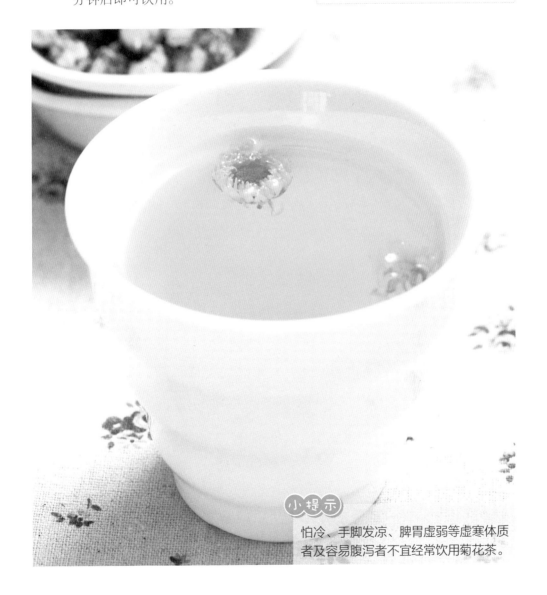

小提示

怕冷、手脚发凉、脾胃虚弱等虚寒体质
者及容易腹泻者不宜经常饮用菊花茶。

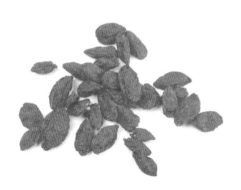

枸杞子
减轻高血压引起的不适症状

性味：性平，味甘
归经：归肝、肾经
每天推荐量：5~15克

降压功效

枸杞子有滋补肝肾的功效，所以常用于高血压病的调养，能缓解或减轻高血压引起的精神不振、头晕耳鸣等症状，特别适合肾精亏损型、瘀血阻脉型、阴阳两虚型高血压患者。

枸杞子中的甜菜碱有调节体内渗透压的作用，其丰富的维生素C能保持血管弹性，降低血压。

枸杞子可显著降低血清胆固醇和甘油三酯的含量，减轻和防止动脉硬化，从而降低血压。

百变搭配

✔ **枸杞子 + 鸡肉**　增强体质。

✔ **枸杞子 + 山楂干**　补肝益肾。

✔ **枸杞子 + 菊花**　缓解头痛。

满分吃法

注意用量：枸杞子摄入应适量，一般来说每天不超过20克。可泡水、浸酒或加入粥饭、汤羹里，不仅滋补，还不会引起上火。

不食用颜色太鲜艳的枸杞子：高血压患者在购买枸杞子时，需注意：色泽看上去过于鲜艳的枸杞子，很可能是经硫黄熏蒸过的，食后对人身体有害。一般来说，优质枸杞子颜色略偏黑，而不是十分艳丽，购买时，可以抓一把枸杞子在手里攥一攥，不粘手，而且没有明显结块、散开均匀的，则质量比较好。

🧑‍⚕️ 大医生悄悄告诉你

枸杞子降压用法

煎服、泡饮：取枸杞子30克水煎后饮用，可分2~3天饮用；也可搭配菊花、红枣等泡茶饮用。

嚼食：最简单、方便的服用方法。

煮粥、煲汤：在煮粥、煲汤时放些枸杞子，具有良好的滋补作用。

◉ 食谱范例

菊花枸杞茶

缓解头痛

材料 菊花 6 朵，枸杞子 5 克。

调料 冰糖少许。

做法

1 将菊花、枸杞子放入杯中，用沸水冲泡，闷 5 分钟。

2 调入冰糖，待温热后即可饮用。

小提示

用枸杞子熬粥、煲汤或泡茶，只饮汤、粥、茶水，并不能完全吸收枸杞子的营养，最好将枸杞子一起吃掉，降压效果会更好。

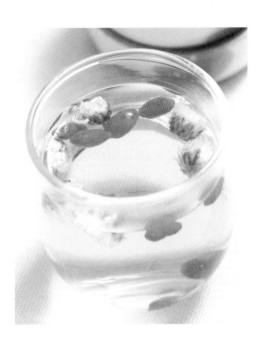

山药枸杞子粥

早餐 ☑ 午餐 ☑ 晚餐 ☑

1 人份

富含甜菜碱、维生素 C

材料 山药 100 克，糙米 80 克，大米 20 克，枸杞子 10 克。

做法

1 糙米淘洗干净，用水浸泡 2 小时；大米洗净，浸泡 30 分钟；山药洗净，去皮，切丁；枸杞子洗净。

2 锅置火上，加水烧沸，放入糙米、大米，大火煮沸后改小火熬煮至七成熟。

3 放入山药丁，熬煮软烂后，加入枸杞子即可。

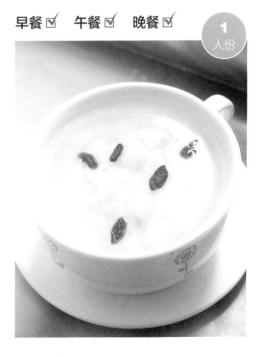

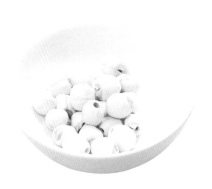

莲子
扩张周围血管

性味：性平，味甘涩
归经：归脾、肾、心经
每天推荐量：15 克
最佳食用时间：三餐均可

降压功效

莲子心中所含生物碱具有较强的降压作用，其作用机制主要是通过释放组胺，使周围血管扩张，从而降低血压。

莲子心所含的生物碱具有强心作用，可改善高血压患者心慌、失眠多梦等症状，有助于睡眠。

百合富含钙、铁、维生素 C 等多种营养，有养心安神、润肺止咳的作用，与莲子、大米一起搭配煮成粥，不仅降压效果好，而且很适于高血压患者夏秋时节补养身体。

百变搭配

✔ **莲子 + 桂圆**　清心泻火。
✔ **莲子 + 猪肚**　益肾，健脾胃。

满分吃法

不食用发霉的莲子：莲子发霉后不宜食用，因为霉变后的莲子产生的黄曲霉毒素是致癌物，所以莲子最好放在干燥处保存。

食用时，不去莲子心：莲子心虽然味道极苦，却有显著的强心作用，能扩张外周血管，降低血压，还有很好的祛心火功效。高血压患者可将莲子心泡茶饮用。

不和牛奶同食：食用莲子时，最好不要与牛奶同服，否则容易引发便秘症状。

吃火锅时放入莲子：吃火锅时，在火锅底中加入几颗莲子，有助于均衡营养。

 大医生悄悄告诉你

如何分辨莲子的优劣
一闻香味，优质莲子应该有清香味。
二看颜色，优质莲子呈淡黄的本色白。

◉ 食谱范例

莲子百合粥

扩张血管，降低血压

材料 百合 30 克，大米 50 克，莲子 20 克。

做法

1. 大米洗净，浸泡 1 小时；百合洗净，泡软；莲子洗净。
2. 锅置火上，加水适量，放入大米用大火煮沸，加入百合、莲子后转小火继续熬煮 20 分钟至熟即可。

2
人份

早餐 ☑ 　午餐 ☑ 　晚餐 ☑

功效揭秘

　　百合可润肺、清心安神、消除疲劳、润燥止咳，莲子所含生物碱能使周围血管扩张，还可养心安神、健脾养胃。

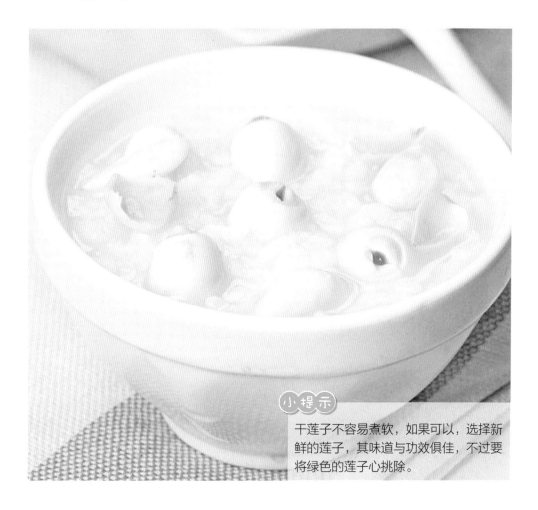

小提示

干莲子不容易煮软，如果可以，选择新鲜的莲子，其味道与功效俱佳，不过要将绿色的莲子心挑除。

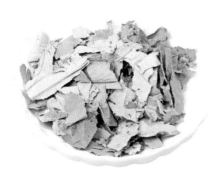

荷叶

荷叶碱扩张血管

| 性味: 性平，味甘 |
| 归经: 归肝、脾、胃经 |
| 每天推荐量: 干品 6~10 克（鲜品 15~30 克） |

降压功效

荷叶中的荷叶碱有扩张血管的作用，维生素 C 可以维持血管弹性，进而降低血压。此外，荷叶还有清热平肝的功效，可以改善高血压引起的头痛、眩晕症状。

荷叶中富含黄酮类物质，可以清除大多数氧自由基，增加冠状动脉流量，对急性心肌缺血有保护作用。

百变搭配

- ✔ **荷叶 + 山楂**　扩张血管。
- ✔ **荷叶 + 莲子**　清热降暑。
- ✔ **荷叶 + 绿豆**　清热解毒、降脂降压。
- ✔ **荷叶 + 粳米**　减肥、稳定血压。

 大医生悄悄告诉你

荷叶保存宜忌

花未开放时采收，除去叶柄，晒至七八成干，对折成半圆形，晒干。干荷叶贮存在干燥容器内，置阴凉通风处。

满分吃法

可煮饮也可冲泡：荷叶可以放入锅中煎煮后取汁饮用，也可以直接冲泡饮用。

至少冲泡 3 遍：冲泡荷叶茶时，倒入热水后，最好先浸泡 5 分钟再饮用。饮用时可重复冲泡，一般来说至少冲泡 3 遍，方能使其中的有效物质在最大程度上被吸收利用。

可热饮也可凉饮：荷叶茶不一定非要喝热茶，凉饮也不影响效果，夏季凉饮还有较好的祛暑效果。但冬天则不宜凉饮，同时还要注意不宜连续长期饮用，最好间隔饮用。

食谱范例

荷叶柠檬苦瓜茶

改善血压升高引起的心烦症状

材料 荷叶干品 10 克，柠檬草 5 克，苦瓜干品 4 片。

做法

1 将荷叶、苦瓜清洗一下，把荷叶撕成小片。

2 把全部材料放入杯中，倒入沸水，盖盖子闷泡约 10 分钟后饮用。

 小提示

荷叶与山楂一起煮汤后饮用，不仅可帮助消化、减肥降脂，降血压、扩张血管的作用也很好。

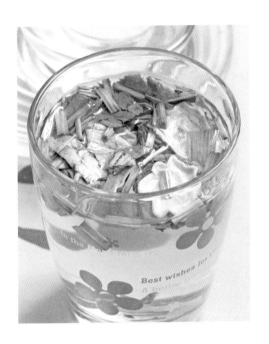

莲子荷叶粥

保持血管弹性

材料 大米 50 克，鲜荷叶 1 张，新鲜莲子 15 克。

调料 白糖适量。

做法

1 大米淘洗干净，提前浸泡 30 分钟；莲子洗净，去心；荷叶洗净撕碎，放入锅中，加入适量清水，熬煮成荷叶汤，去渣取汤。

2 将大米放入荷叶汤中，大火煮沸，放入莲子改小火同煮至粥稠，加白糖调味即可。

早餐 ☑ 午餐 ☑ 晚餐 ☑ **1** 人份

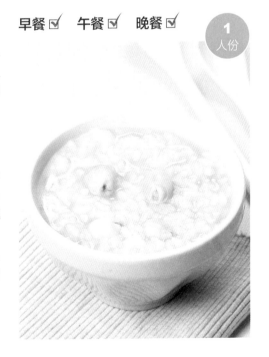

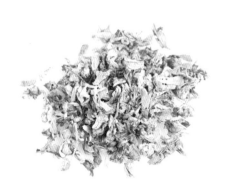

槐花

改善毛细血管功能

性味：	性微寒，味苦
归经：	归肝、大肠经
每天推荐量：	30 克

降压功效

槐花中含有的芦丁，能改善毛细血管功能，防止因毛细血管脆性过大、渗透性过高引起的出血、高血压。

槐花中的黄酮苷，能够降低血液中的胆固醇水平，对动脉硬化有软化作用，有效保护心脑血管系统，对糖尿病、视网膜炎有一定的防治作用。

百变搭配

- ✔ **槐花 + 枸杞子**　降压降脂。
- ✔ **槐花 + 马齿苋**　止血降压。

满分吃法

鲜干均可食用： 槐花可用鲜品，也可用干品。新鲜槐花采摘后可以做汤、拌菜、焖饭，也可做槐花糕、包饺子，其中蒸槐花是民间最常见的一种鲜品食用方法。用槐花做粥，经常食用，能软化血管，防治动脉硬化，是难得的绿色保健食品。

有槐米和槐花之分： 干品槐花有两种，即一种称为"槐米"，是用夏季花未开放时采收的花蕾晒干而成；另一种称为"槐花"，是槐花开放时采收晒干而成的。两者功能基本相同，都对高血压有较好的调治效果。

 大医生悄悄告诉你

槐花选购标准

高血压患者选购槐花，以花蕾幼小如米、色黄绿、干燥、无杂质者为佳。

◎ **食谱范例**

槐花苋粥

降压，防出血

材料 鲜马齿苋 100 克，槐花 30 克，粳米
100 克。

调料 红糖 10 克。

做法

1 鲜马齿苋洗净、焯软、捞出沥干切碎；槐
花洗净晾干，研成末；粳米淘洗干净。

2 粳米常法煮成粥，待粥将熟时，兑入槐花
细末，加入马齿苋碎末及红糖，小火煮沸
即可。

**2
人份**

早餐 ☑　午餐 ☑　晚餐 ☑

功效揭秘

　　槐花中含有的芦丁，能改
善毛细血管功能，能防止高血
压引起的出血。马齿苋含有大
量的钾盐，钾离子可使血管扩
张，具有良好的利水消肿作用。

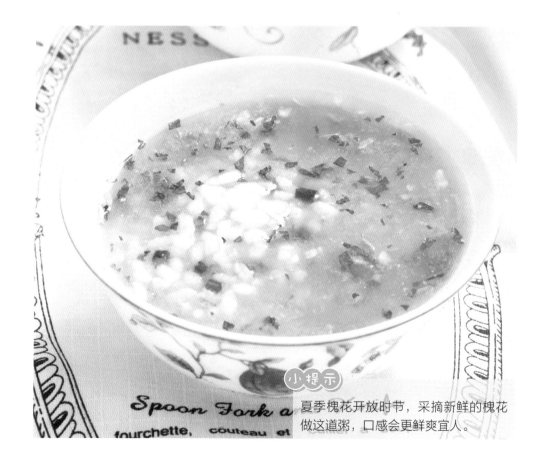

小提示

夏季槐花开放时节，采摘新鲜的槐花
做这道粥，口感会更鲜爽宜人。

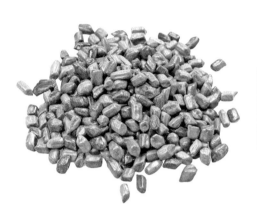

决明子
降低收缩压与舒张压

性味：味甘、苦，性微寒
归经：大肠经
每天推荐量：5~15 克

降压功效

决明子的乙醇提取物可使自发遗传性高血压患者收缩压、舒张压均明显降低，尤其对于伴有烦躁、爱发火、头痛眩晕等症状的肝阳上亢型高血压患者，有明显的降压作用。这些乙醇提取物还能改善高脂血症患者的血脂水平，调节脂质代谢，起到延缓动脉硬化的作用。

决明子含有大黄素、大黄酚等有机成分，有助于排除胃肠积滞，因此适合高血压兼有便秘者服用。

百变搭配

- ✔ **决明子 + 蜂蜜**　润肠通便。
- ✔ **决明子 + 荷叶**　减肥降脂。
- ✔ **决明子 + 枸杞**　养肝明目。

　大医生悄悄告诉你

决明子主要含有大黄酚、大黄素等化合物，长期服用可能引起肠道病变，服用时应注意用量和服用时间。

满分吃法

泡茶：决明子可以和其他花草茶搭配，代茶饮，具有良好的排毒、排油功效。单独泡茶，对高血压患者来说也是很好的选择。

煮粥：煮粥时放 10 克左右的决明子，有明目、降压、降脂的功效。

熬汤：决明子可以与海带一起煮汤食用，煮半小时即可。因为海带中含有岩藻多糖，丰富的钾、钙，以及甘露醇，也是降压的良好食材，配上决明子，对高血压患者来说，降压效果更明显。

食谱范例

决明子绿茶

降脂降压

材料 决明子、绿茶各 5 克。

做法

1 将决明子用小火炒至香气溢出时取出，放凉。

2 将炒好的决明子、绿茶同放入杯中，冲入沸水，浸泡 3~5 分钟后即可饮服。

小提示

在冲泡时，最好先用少量的水洗一遍茶，倒去后重新冲入开水后再饮用。

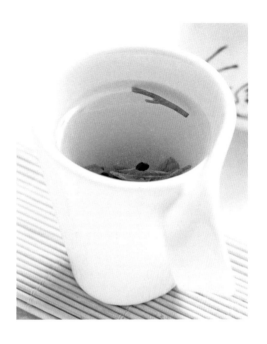

决明子菊花粥

降压降脂

材料 决明子 20 克，白菊花 10 克，粳米 100 克。

做法：

1 将决明子炒至微香，与白菊花同入砂锅。

2 加水煎，取汁，加入粳米煮成稀粥。

小提示

决明子以外表颜色呈棕褐色、有光泽、形状呈菱形、两端平行者为佳。

早餐 ☑　午餐 ☑　晚餐 ☑　 **2** 人份

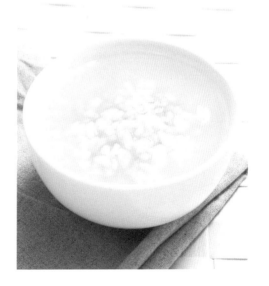

决明子烧茄子

增强血管壁弹性

材料 茄子 400 克，决明子 10 克。

调料 酱油、植物油各适量，盐 1 克。

做法

1 茄子去蒂洗净，切成丁。

2 将决明子洗净置于砂锅中，加入适量清水煎煮约 30 分钟，去药渣留汁液备用。

3 炒锅置火上，加入植物油烧热，放入茄子丁翻炒 3~5 分钟，放入煎好的决明子药液、酱油，炖至茄子熟烂，最后加盐调味即可。

2
人份

早餐 ☑ 午餐 ☑ 晚餐 ☑

功效揭秘

茄子中富含维生素 P，有助于增强血管壁的弹性，降低其脆性和渗透性，并维持血管生理功能，有着很好的降压作用，与决明子一起做成菜食用，降压效果更优。

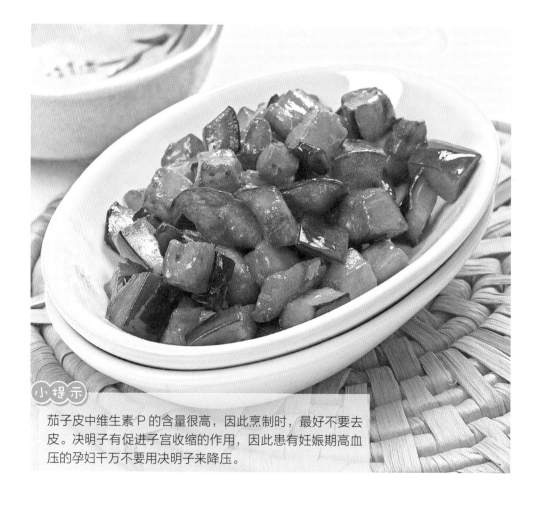

小提示

茄子皮中维生素 P 的含量很高，因此烹制时，最好不要去皮。决明子有促进子宫收缩的作用，因此患有妊娠期高血压的孕妇千万不要用决明子来降压。

Part
5

高血压并发症
三餐调养

高血压合并糖尿病

高血压、糖尿病经常如影随形，不但使心脑血管的损害雪上加霜，而且特别容易伤害肾、眼等器官。高血压合并糖尿病的患者除了坚持合理的药物治疗外，合理、科学的饮食同样非常重要。

控制全天总热量

罹患糖尿病以后，必须要根据个人的身高、体重、年龄、性别、劳动强度等计算出个人每日所需的总热量，并严格控制，以维持理想体重或标准体重。

选择血糖生成指数低的食物

血糖生成指数低于75的食物为低血糖生成指数食物，这类食物在胃肠内停留时间长，释放缓慢，葡萄糖进入血液后峰值低，下降速度快。常见的低血糖生成指数食物有燕麦、荞麦、莜麦、玉米、红薯、山药等。

主食要精中有粗，适当吃薯类

精白米面、面包等属于精制碳水化合物，进入人体后可迅速升高血糖，长期食用对血糖调控不利，还会引起肥胖，因此，高血压合并糖尿病患者应多以粗粮和豆类为主食，注意粗细搭配，如在白米白面中加小米、黑米、高粱、豆类等，同时适当增加薯类，如红薯、山药、芋头等的摄入，需要注意的是以薯类做主食食用时要采取蒸、烤、煮的方式，而不宜炒、炸，以免摄入过多油脂。

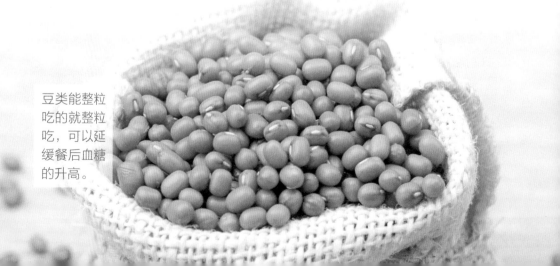

豆类能整粒吃的就整粒吃，可以延缓餐后血糖的升高。

增加高膳食纤维蔬菜的摄入

膳食纤维进入人体后，吸水膨胀，能延缓食物中葡萄糖的吸收，降低餐后血糖，还能增强饱腹感，减少热量摄入，有助于糖尿病患者控制体重和热量。比如芥蓝、苋菜、芹菜、菠菜、白菜等可适当多吃。

水果选择低糖的，每天不多于 150 克

水果含有大量的维生素、膳食纤维和矿物质，这些对糖尿病患者是有利的，所以在血糖控制较好的前提下可适当吃水果。但要选糖分低的水果，比如木瓜、柚子、梨等，而且要控制量，一般对于血糖控制稳定的高血压患者每天可以吃100～150 克，另外最好在两餐之间吃水果。

甜食要限制

避免食用糖果、含糖饮料、蛋糕等甜食，这些食物中含有单糖，进入人体后会很快被吸收，导致血糖攀升。

不饮酒或少饮酒

糖尿病患者过量饮酒容易引起糖尿病性酮症酸中毒，因此，最好不饮酒，如在血糖控制较好的情况下想喝酒，最好用酒精浓度低的啤酒、果酒代替，并且每次一定要少量饮用，每天不超过 50 毫升。

降低食物血糖生成指数的烹调法

1. 蔬菜能不切的就不切，即使要切，不要切得太小，对血糖控制有利。

2. 食物在保证熟透的提前下，不要烹调得过于软烂，糊化程度越高，越容易升高餐后血糖。

3. 少喝粥，但是也不是完全不能喝，可以喝杂粮粥。

 大医生悄悄告诉你

"无蔗糖"也能升高血糖

"无蔗糖"只是说不含有日常所吃的蔗糖（白糖），并不保证没有葡萄糖等其他糖。有些号称"无蔗糖"的产品用淀粉糖浆、果葡糖浆、麦芽糖浆之类作为甜味来源，而它们升高血糖的速度可能比蔗糖更快。

例如，"无糖月饼"虽然不含蔗糖，但其主要成分是淀粉和脂类，可产生高热量，进食后血糖明显升高，切不可当成放心食品来食用。

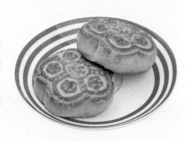

宜吃与忌吃食物

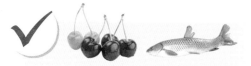

主食： 燕麦、荞麦、玉米、黑米、小米、绿豆、红小豆、黄豆等。

蔬菜： 芹菜、菠菜、白菜、苦瓜、冬瓜、山药、黄瓜、番茄等。

水果： 苹果、山楂、樱桃、橘子、菠萝等。

鱼肉蛋： 各种鱼类、兔肉、鸡肉、鸭肉、猪瘦肉、牛里脊等。

糖类： 红糖、冰糖等食糖，软糖、巧克力等糖果。

蜜饯类： 果脯、蜜枣等。

含糖饮料： 可乐、雪碧、罐头等。

油炸食品： 油条、油饼、炸鸡翅等。

高脂肪食物： 动物油、肥肉等。

盐腌食品： 咸菜、酸菜等。

动物内脏： 动物肝、肾、肠等。

◉ 食谱推荐

黑米面馒头

延缓餐后血糖升高

材料　面粉 25 克，黑米面 50 克。

调料　酵母适量。

做法

1 酵母用 35℃的温水化开并调匀；面粉和黑米面倒入盆中，慢慢地加酵母水和适量清水搅拌均匀，揉成光滑的面团。

2 将面团平均分成若干个小面团，揉成团，制成馒头生坯，饧发 30 分钟，送入烧沸的蒸锅蒸 15～20 分钟即可。

 小提示

单纯黑米面做的馒头，口感不好，加一些面粉，不仅味道好，而且营养更全面。

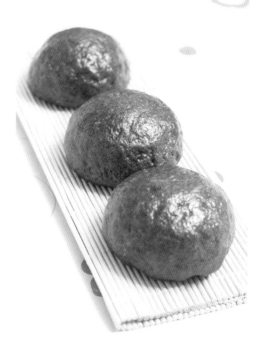

双耳炝苦瓜

降低胰岛素敏感性

材料 苦瓜 150 克，水发黑木耳、水发银耳各 100 克。

调料 葱花 3 克，盐 2 克，植物油适量。

做法

1 银耳和黑木耳择洗干净，撕成小朵，入沸水中焯透，捞出；苦瓜洗净，去蒂，去瓤，除籽，切条，用沸水焯，过凉水；取盘，放入黑木耳、银耳和苦瓜条，加盐拌匀。

2 炒锅置火上，倒入适量植物油，待油温烧至七成热，放入葱花炒香，关火，将油淋在黑木耳、银耳和苦瓜条上拌匀即可。

如何降低食物的血糖生成指数

粗细粮掺着吃；

蔬菜不要切得太碎；

豆类能整粒吃就不要磨；

急火煮，少加水；

烹调时加少许醋或柠檬汁；

高、中、低血糖生成指数的食物搭配烹调。

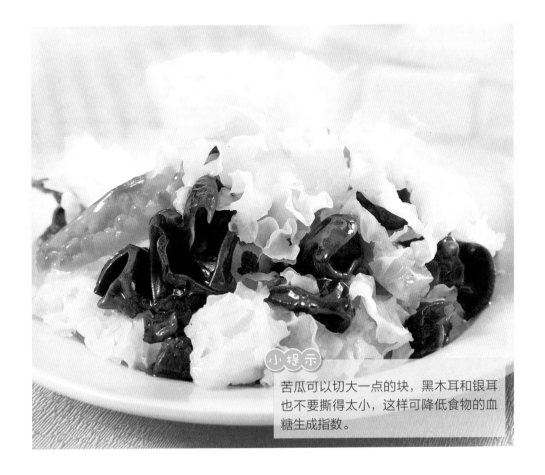

小提示

苦瓜可以切大一点的块，黑木耳和银耳也不要撕得太小，这样可降低食物的血糖生成指数。

高血压合并高脂血症

血脂就是血液中所有脂类物质的总称，包括胆固醇、胆固醇酯、甘油三酯、磷脂及游离脂肪酸等。高血压病与高脂血症密切相关，血脂的增高往往使原有的高血压症状加重，因此人们有趣地称其为一对"难兄难弟"。高血压合并高脂血症患者除经常参加体育锻炼、保持良好心态外，养成良好的饮食习惯也很重要。

减少动物性脂肪的摄入

饱和脂肪酸会加剧动脉粥样硬化，所以高血压合并高脂血症患者应减少饱和脂肪酸的摄入，主要是动物性脂肪，如猪油、肥羊、肥牛、肥鸭等，将饱和脂肪摄入量保持在每天热量的10%以下较为合理。每日烹调用油，宜选用植物油，每日用量控制在25克以下，避免油炸、油煎、重油的食物。

 大医生悄悄告诉你

高脂血症者更要控制体重

肥胖的人不单是总胆固醇水平较高，而且低密度脂蛋白胆固醇水平也较高，而高密度脂蛋白胆固醇水平较体重正常者低，因而对健康危害更大。高脂血症患者更应该时刻控制自己的体重，避免肥胖。

选择富含不饱和脂肪酸的食物

不饱和脂肪酸能够降低血液中对人体有害的胆固醇和甘油三酯水平，帮助降低血液黏稠度，促进血液循环，提高对人体有益的高密度脂蛋白含量，而植物油中不饱和脂肪酸含量高，非常适合高血压合并高脂血症患者食用。其他富含不饱和脂肪酸的食物，如大蒜、洋葱、番茄、海带、紫菜、香菇、山楂等，也是高血压合并高脂血症患者的理想食材。

食材选择要坚持"四低一高"

高血压合并高脂血症患者，在日常饮食的选材中，应坚持"四低一高"，即低脂肪、低胆固醇、低糖、低盐、高膳食纤维。

低脂肪

限制脂肪的摄入。饮食要清淡，每日烹调用油宜控制在25克以下，宜选用植物油，少食动物油，尽量选择豆油、玉米油、菜籽油等烹饪菜肴，忌食油脂含量过高的油炸食品。常吃具有降脂降压作用的食物，如洋葱、黑木耳、大蒜、芹菜、紫甘蓝、白萝卜、绿豆等。

低胆固醇

高血压合并高脂血症患者在日常膳食中应控制胆固醇的摄取，每天不超过300毫克，严重的高脂血症患者应不超过200毫克。

减少高胆固醇、高脂肪食物的摄入，就要避免吃肥肉、动物内脏、奶油、油腻的汤，鸡肉、鸭肉宜去皮食用。同时，多食洋葱、大蒜、山楂、香菇、黑木耳、大豆制品等降脂食品，以促进多余胆固醇的排泄。也可以适当吃些鱼类、瘦肉类等富含优质蛋白、低胆固醇、低饱和脂肪酸的食物。

低糖、低盐

过多的糖分摄入，会在体内转化成脂肪，加重高血压，也会使体内胆固醇增加，促进动脉硬化形成。适当减少钠盐的摄入有助于降低血压。所以高血压合并高脂血症患者要远离过甜、过咸的食物，如蛋糕、巧克力威化饼干、咸鸭蛋、泡菜、酱菜等，适量吃些鱼、禽类、蔬菜和豆制品。每日食盐用量应控制在4克以下。轻度并发症患者每天可摄取2~4克食盐，中度高血压患者可摄取1~2克食盐，重度患者应采取无盐膳食。

高膳食纤维

膳食纤维具有调整糖类和脂类代谢的作用，能结合胆酸，避免其合成为胆固醇沉积在血管壁上而升高血压。同时膳食纤维还能促进钠的排出，降低血压。高血压合并高脂血症患者可在日常饮食中增加高膳食纤维食物的摄取，提倡吃谷薯类食物，如淀粉、面粉、大米、红薯等。

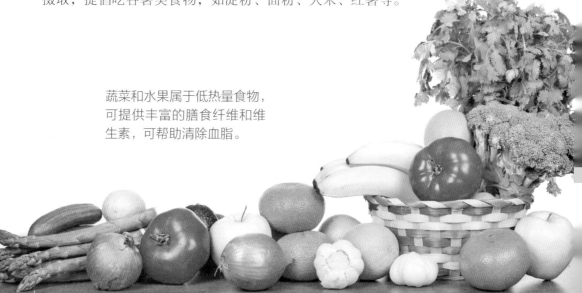

蔬菜和水果属于低热量食物，可提供丰富的膳食纤维和维生素，可帮助清除血脂。

特别是玉米面、小米、燕麦、荞麦等含膳食纤维较多的食物，可促进胃肠蠕动，有利于胆固醇的排出。多吃绿色蔬菜和新鲜水果。绿色蔬菜和新鲜水果富含维生素C、胡萝卜素及膳食纤维等，有利于心肌代谢，改善心肌功能和血液循环；还可促使胆固醇的排泄，防止高血压及并发症的发展。

少喝咖啡和茶

　　咖啡有兴奋精神、升高血压的作用，高血压患者应慎饮咖啡及含咖啡因的饮料，尤其是在情绪紧张时，更不能用咖啡缓解情绪，这样做会使血压升高得更快。要少喝茶，尤其是浓茶。浓茶会引起大脑兴奋、心悸、失眠等不适，从而使血压上升。如需饮用，可选择具有降压功效的绿茶。

晚餐不要吃太多

　　晚餐要少吃，以七分饱为宜。过饱易引起消化不良，可使膈肌上移，影响心、肺的正常功能和活动。另外，消化食物需要大量的血液集中到消化道，心、脑供血相对减少，极易引发脑卒中。

宜吃与忌吃食物

 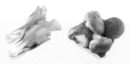

谷物类： 大米、面粉、燕麦、荞麦、全麦、玉米、高粱米、薏米、红小豆、绿豆、黑豆、黄豆。

果蔬类： 芹菜、大白菜、油菜、菠菜、洋葱、茄子、冬瓜、苹果、桃子、橘子、柠檬、番茄。

肉蛋奶类： 低脂奶、脱脂奶、低脂奶酪、瘦肉、鸡肉。

水产菌类： 黑木耳、银耳、香菇、海带、紫菜。

其他类： 大蒜、花生油、玉米油。

谷物类： 油条、炸糕、奶油蛋糕等高脂、高油的加工面点。

肉蛋奶类： 肥肉、肉皮、猪蹄、动物内脏、蛋黄、全脂奶、奶油、腊肠及盐腌、烟熏肉食。

水产菌类： 鱼子、蟹黄。

其他类： 动物油、咸菜、酱菜。

食谱推荐

炝锅面

降低脂肪摄入，调节血脂

材料 挂面 150 克，猪瘦肉 50 克，黄豆芽、小油菜各 50 克。

调料 葱花、姜末、酱油、淀粉、鸡精、植物油各适量。

做法

1 猪瘦肉洗净，切丝，放入酱油和淀粉抓匀，腌渍 15 分钟；黄豆芽、小油菜择洗干净。

2 锅内倒入植物油，炒香葱花、姜末，倒入猪肉丝略炒，加清水煮沸，下挂面煮熟，放黄豆芽和小油菜煮 2 分钟，放鸡精即可。

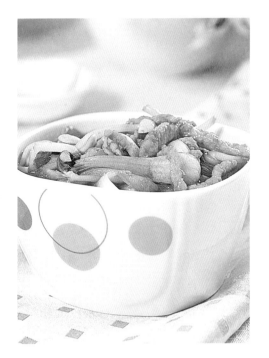

山药木耳炒莴笋

避免脂肪堆积，稳定血压

材料 莴笋 300 克，山药、水发黑木耳各 50 克。

调料 醋 5 克，葱丝、白糖、盐各 2 克，植物油适量。

做法

1 莴笋去叶、去皮，切片；水发黑木耳洗净，撕小朵；山药去皮，洗净，切片；山药片和黑木耳分别焯烫捞出。

2 锅内倒油烧热，爆香葱丝，倒莴笋片、黑木耳、山药片炒熟，放盐、白糖、醋调味即可。

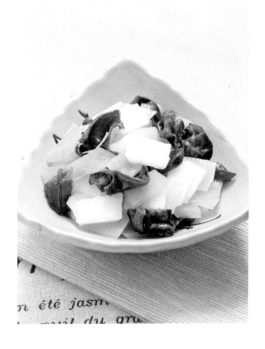

高血压合并肥胖

高血压和肥胖如影随形，肥胖者患高血压的概率是正常体重者的 2~4 倍。当肥胖与高血压并存时，容易并发血脂异常、糖尿病、动脉硬化等，所以要引起重视，及时减肥。良好的进餐习惯是取得并保持理想减肥效果的必要保证。

控制并逐渐减少总热量的摄入

总热量摄入过多，会使体重增加，易造成肥胖，对稳定血压无益。每天热量的摄入量宜控制在 1200～1600 千卡，保证每天摄入的总热量低于消耗量。

同时要多吃新鲜的蔬菜、水果等低热量食物，减少吃高热量食物，如奶油、巧克力、面包、腊肠、饼干、方便面等的摄入。

 大医生悄悄告诉你

树立"腰围意识"

很多慢性病的发病原因都是吃得太多、吃得太好，肥胖与很多慢性病关系密切，如高血压、糖尿病、血脂异常。而腰围已被认为是比全身肥胖更加准确的、可预测慢性病的因子。

医学界认为，中国成年人群适宜的腰围数为：男性 85 厘米，女性 80 厘米，腰围超标者心脑血管疾病患病危险将有明显增加。

因此，我们应该养成良好的饮食、运动习惯，将腰围控制在理想范围。

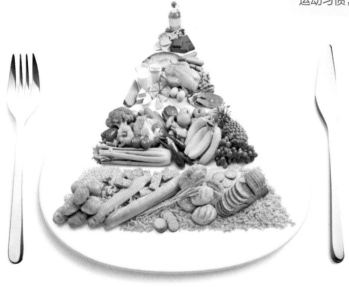

主食是基础，任何人都不能不吃主食，可以在总热量范围内适当减少主食量，同时增加蔬菜的摄入量。

多吃富含膳食纤维和维生素的食物

多吃水果、蔬菜、谷物类等含膳食纤维较高的食物，膳食纤维具有降低血液中胆固醇水平的作用。多吃富含维生素的食物，可增强血管弹性，防止血管硬化，改善血液循环。富含维生素的食物有橙子、猕猴桃、枣、草莓、番茄、圆白菜、苦瓜、西蓝花、菠菜等。

讲究进食顺序，不饥饿不过饱

1 **喝汤：**润滑肠道。

2 **吃蔬菜：**增加饱腹感，减少主食的摄入量。

3 **吃烹调清淡的肉类：**吃完主食再吃肉，肉的摄入量会相应减少。

4 餐后 2 小时吃低糖水果。

细嚼慢咽，延长用餐时间

高血压合并肥胖患者进食时要细嚼慢咽，每餐时间不少于 20 分钟，尽量不要与饭量较大或吃饭速度较快的人一起吃饭。细嚼慢咽不仅能够消耗一定的热量，也能使饱感中枢发出正确指令，使人产生饱腹感，避免肥胖，同时有助于降低餐后血糖、血压。

每餐有一些饱腹感强的食物

每餐要吃一些饱腹感强、含热量低的食物，比如蔬菜、豆制品，也可在主食中加入一些能增加饱腹感的粗粮（如小米、紫米、燕麦等）。食入这些食物后会产生饱腹感，从而消除饥饿感，对控制高血压和肥胖均有益。

晚餐后坚决不再吃其他食物

晚餐后再吃其他食物不仅容易增加胃肠道负担，而且容易造成体内多余脂肪堆积，加重肥胖。

宜吃与忌吃食物

谷物类：小米、绿豆、红小豆、燕麦、麦麸、高粱米。

果蔬类：大白菜、番茄、茄子、魔芋、芹菜、生菜、青菜、竹笋、洋葱、萝卜、茭白、冬瓜、黄瓜。

肉蛋奶类：瘦肉、去皮禽肉、牛奶。

水产菌类：海带、蘑菇、黑木耳、香菇、鱼、虾。

其他类：大蒜、橄榄油、大豆油。

谷物类：油饼、油条、油面筋、甜点。

果蔬类：桂圆、荔枝、椰子。

肉蛋奶类：肥肉、肥禽、动物油、黄油、奶油。

水产菌类：螃蟹。

其他类：咸菜、酱菜、曲酒、花生、核桃、瓜子。

◉ 食谱推荐

鲜蒸白菜心

补充膳食纤维，降脂降压

材料 嫩白菜心 250 克，干黑木耳 2 朵，海米 5 克。

调料 葱丝、姜丝各 10 克，料酒、盐、香油各少许。

做法

1 黑木耳用清水泡发，择洗干净，切丝；海米洗净，用清水泡软；白菜心整棵冲洗干净，切成 3 段。

2 取耐热的碗，放入白菜段，放上黑木耳、海米、葱丝和姜丝，加料酒、清水及少许泡海米的水，搅拌均匀，送入烧开的蒸锅，大火蒸 15 分钟，取出，加盐调味，淋上香油即可。

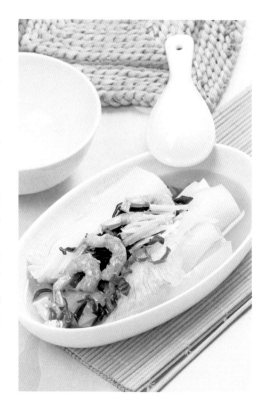

草菇炒番茄

降低血压、利尿消肿

材料 番茄200克，草菇150克，青椒50克。

调料 料酒、酱油、白糖、水淀粉各5克，盐、醋各2克，鸡精、植物油各适量。

做法

1 番茄洗净，切块；草菇洗净，切半；青椒洗净，去蒂切片。

2 将草菇在沸水中焯熟。

3 锅置火上，放油烧热，放入草菇、料酒、酱油翻炒。

4 放番茄块、青椒翻炒至熟，加白糖、盐、醋、鸡精调味，用水淀粉勾芡即可。

如何减少总热量的摄入

用甜味剂代替糖；

采用蒸、煮、烧、拌等方法烹调；

主食中加入能增强饱腹感的粗粮，如糙米、薏米等；

每次只烹调少量食物；

细嚼慢咽。

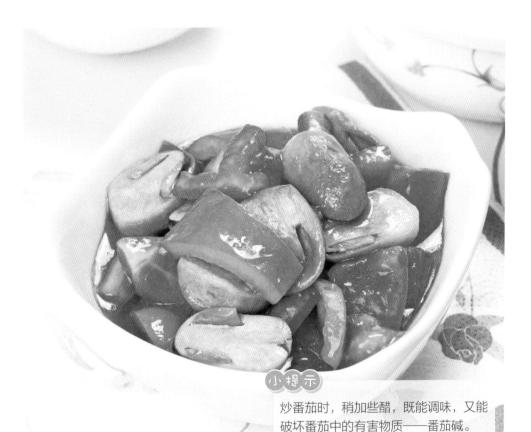

小提示

炒番茄时，稍加些醋，既能调味，又能破坏番茄中的有害物质——番茄碱。

高血压合并冠心病

　　高血压是诱发冠心病的危险因素，高血压患者中有相当一部分人同时患有冠心病。高血压和冠心病的发生、发展都与饮食密切相关，合理饮食在高血压冠心病的防治中有重要意义，可避免心脑血管疾病的发生。

每天摄入胆固醇＜300毫克

　　饮食中应控制胆固醇的量。每天胆固醇的摄入量应少于300毫克，动物的心、脑、肝、肾等富含胆固醇的食物要少吃或不吃。应常吃些海带、紫菜等海藻类食物，海藻中的固醇化合物有降血脂的功效，能明显降低胆固醇。可多饮用脱脂牛奶或酸奶，牛奶含有钙和乳清酸，能减少食物中胆固醇的吸收，延缓冠心病的发展。

　　1个鸡蛋中的胆固醇含量大约为300毫克，高血压合并冠心病者应控制鸡蛋的摄入量，每天可吃半个鸡蛋或每两天吃1个鸡蛋。

饮食宜清淡，限制脂肪的摄入

　　每日盐的摄入量应在3克以下，少吃或不吃肥肉、黄油、猪油等含动物脂肪较多的食物。每日烹调用油（植物油）应不超过25克。

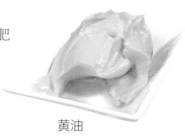

黄油

　大医生悄悄告诉你

早期自我判断冠心病的方法
1. 做体力活动时容易疲劳或呼吸困难。
2. 在公共场合容易感觉呼吸不畅。
3. 饭后或者感觉到寒冷时会有心悸的感觉。
4. 左肩部长期疼痛，用对症方法治疗无效。
5. 晚上睡觉时忽然开始喜欢枕高枕头。
6. 疲劳或者紧张时有左胸部疼痛的感觉，一直延续到肩部、手臂和颈部。

选择含油酸高的油脂

如果经济条件允许，烹调用油可以选择橄榄油、茶油等含油酸高的油脂，有利于调节血脂。

适量摄入蛋白质

蛋白质不易消化，摄入过多会增加心脏负担。高血压合并冠心病者每日食物中蛋白质的含量以每千克体重不超过 1 克为宜，应多选用牛奶、酸奶、鱼类和豆制品等。

秋刀鱼

每周吃 1~2 次海鱼

每周吃 1~2 次海鱼，海鱼富含的多不饱和脂肪酸能够促进脂质代谢，降低血清胆固醇水平，还能防止冠状动脉痉挛和动脉粥样硬化。常见的海鱼有带鱼、金枪鱼、鳕鱼等。

多吃富含钾和维生素 C 的蔬果

钾能排除体内多余的钠盐，从而防止血压升高。维生素 C 能促进胆固醇生成胆酸，从而能降低血胆固醇，改善血液循环，保护血管壁，起到辅助降低血压的作用。土豆、芹菜、香蕉、番茄、苹果等富含钾和维生素 C 的蔬果可以优先选择。

适量饮茶

茶叶中的茶碱可直接兴奋心脏，扩张冠状动脉，增强心肌功能；茶叶中的茶多酚可改善微血管壁通透性，能有效增强心肌和血管壁的弹性和抵抗力，减轻动脉粥样硬化程度。

多食富含铬、锰的食物

铬、锰都是人体必需的微量元素，具有防治动脉硬化的作用，有利于冠心病的防治。富含铬的食物有酵母、牛肉、玉米、葡萄汁等，糙米、小麦、扁豆、胡萝卜中锰含量较丰富。

宜吃与忌吃食物

谷物类: 大米、面粉、燕麦、玉米、绿豆、红小豆、黄豆、黑豆。

果蔬类: 大白菜、菠菜、油菜、番茄、苦瓜、黄瓜、南瓜、冬瓜、生菜、空心菜、苹果、梨、桃、西瓜、猕猴桃、无花果、石榴。

肉蛋奶类: 猪瘦肉、牛瘦肉、羊瘦肉、去皮禽肉及鱼、虾、脱脂牛奶。

水产菌类: 黑木耳；银耳、香菇、海带、紫菜、鲤鱼、草鱼、鲫鱼。

其他类: 大蒜、菜籽油、橄榄油、板栗、莲子、核桃。

谷物类: 含油脂及糖多的糕点。

肉蛋奶类: 肥肉、肥禽、动物内脏、香肠、火腿等加工食品、奶油。

水产菌类: 蟹黄。

其他类: 咸菜、酱菜、罐头、咖啡、浓茶。

◉ 食谱推荐

红豆饭

补充优质蛋白质

材料 大米 75 克, 红小豆 25 克。

做法

1 大米淘洗干净, 红小豆浸泡 8~10 小时。
2 将大米和浸泡好的红小豆倒入电饭锅中, 加入适量清水, 盖上锅盖, 按下"蒸饭"键, 蒸至电饭锅提示米饭蒸好即可。

浸泡红小豆的清水不宜扔掉, 宜倒入锅中一起蒸饭, 能较好地保存其营养。

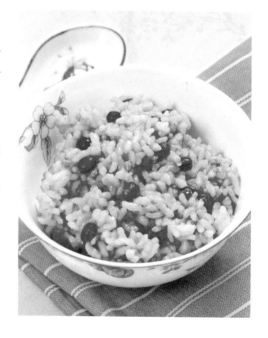

橘瓣银耳羹

降压降脂，预防冠心病

材料 橘子 100 克，银耳 15 克。

做法

1. 银耳用清水泡发，择洗干净，撕成小朵；橘子洗净，去皮，分瓣。

2. 锅置火上，放入银耳和适量清水，大火烧开后转小火煮至汤汁略稠，加橘子瓣即可。

如何降低食物中盐的摄入量

烹调时以酸味为主；
青菜生吃或凉拌；
菜出锅时再放盐；
鱼类清蒸；
海产品食用前水洗。

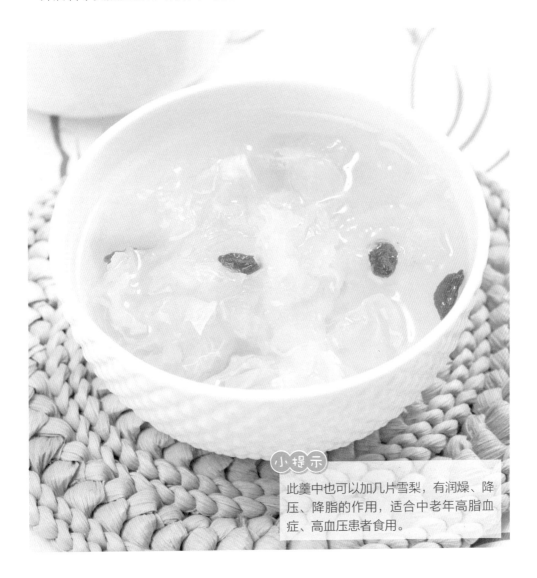

小提示

此羹中也可以加几片雪梨，有润燥、降压、降脂的作用，适合中老年高脂血症、高血压患者食用。

高血压合并肾功能不全

高血压与肾脏的关系较为密切。肾脏病如果得不到有效控制，会引起高血压。反过来，如果血压控制不好，又可以引起肾脏损害。高血压合并肾功能减退患者的饮食应以保护肾功能、预防肾功能减退为主，用合理的饮食来减轻肾脏负担，提高患者的生活质量。

大医生悄悄告诉你

肾脏功能受损时，蛋白质的质与量很关键

我们每天从食物中摄入的蛋白质经消化吸收代谢后会产生含氮产物，这些产物需要从肾脏排出体外，当肾功能受损时，就无法顺利排出这些代谢物质，一旦在体内累积就会产生严重后果。

因此，一旦肾脏功能受损，就要控制蛋白质的摄入量，同时要尽量选择植物性蛋白质。

限制蛋白质的摄入量

高血压合并肾功能不全患者需限制蛋白质的摄入量，以减轻肾脏负担。一般为每日 30～50 克，且应摄入优质且生理价值高的动物性蛋白质食物，如鱼肉、精瘦肉、鸡蛋白、乳制品等。

保证机体的热量需求

欲使摄入的蛋白质获得最大利用效果，不使其转化为热量消耗掉，在采取低蛋白质饮食的同时，还必须补充热量。每日每千克体重至少需 35 千卡的热量。多食用热量适宜的食物，如植物性油脂、蛋白粉类，也可通过富含碳水化合物的主食获得，如大米、小麦、玉米等。

钙、铁的摄入要充足

肾功能不全者由于肾小球基膜通透性增加，除丢失白蛋白以外，还丢失与蛋白结合的某些元素及激素。钙流失会导致骨质疏松，发生低钙血症，因此高血压合并肾功能不全患者应进食奶类及奶制品。

忌摄入过多的钾

肾功能不全时，肾小管的再吸收功能减弱，肾脏清除率减低，多吃含钾的食物易造成血钾蓄积，出现乏力、心律失常等不适感，因此要少吃钾离子含量高的食物，如黄豆、红小豆、绿豆、黑豆及豆制品，还有肉类、坚果类。另外，无盐酱油含钾高不宜食用。

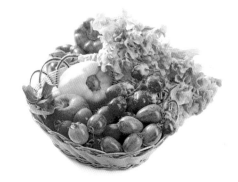

很多绿叶蔬菜中钾含量高，但并不是绝对不能吃，而是应该在总量范围内有选择地吃。另外，烹调的时候可先入沸水中焯一下，能有效减少钾含量。

忌吃咸菜、咸肉等高盐食物

当肾功能不全时，无法将体内过多的钠离子排出体外，造成高血压、水肿、腹水、肺积水，增加心脏负担，日久易导致心力衰竭。所以要忌吃咸菜、咸肉、榨菜、酱油、味精、番茄酱等高盐食物，食盐用量每天控制在 3~4 克以内。

避免大量喝水

当肾功能不全且排尿减少时，水分会蓄积在体内，使心脏和血管的负荷增加，造成全身水肿、体重增加、咳嗽、呼吸急促，并发心力衰竭，也不利于高血压的控制。因此，水分摄入宜适量，避免喝大量的水，以保证不渴为基本原则。

三餐定时定量

高血压合并肾功能不全者，一日三餐要定时定量，不能暴饮暴食，这样可使肠胃有规律地运转，增加对食物中营养成分的吸收，也可降低肾脏负担。

高血压合并肾功能不全者慎吃低钠盐

虽然低钠盐可以减少钠的摄入，但是因为低钠盐中往往含有较多的钾，因此肾功能不全者不宜选用低钠盐，可以通过少放盐、多用醋调味等方式来减少钠的摄入。

宜吃与忌吃食物

谷物类： 小麦淀粉、玉米淀粉、藕粉、山芋、小米等。

果蔬类： 山楂、苹果、番茄、猕猴桃、梨、柑橘、白菜、冬瓜、豆芽、芹菜、西葫芦、土豆、萝卜等。

肉蛋奶类： 精瘦肉、牛奶。

水产菌类： 银耳、黑木耳、平菇、香菇、金针菇等。

其他类： 红糖、蜂蜜、果酱。

谷物类： 糯米、豆类。

肉蛋奶类： 火腿、田鸡肉、鸡肉、鸽肉、鹌鹑、雀肉、狗肉、动物内脏、蛋黄。

水产菌类： 干贝、虾米、海参、鲮鱼、勒鱼、黄花鱼、虎鱼、鲑鱼、紫菜、海带。

其他类： 咸菜、酱菜、芝麻酱、坚果类。

◎ 食谱推荐

葱烧木耳

保护血管，预防动脉硬化

材料　大葱 30 克，干黑木耳 20 克。
调料　生抽、蚝油各 3 克，植物油适量。
做法

1 黑木耳泡发，洗净，剪去根部，撕成小朵。

2 大葱洗净，切成约 6 厘米长的段，再纵向切丝。

3 油锅烧至六成热，倒入黑木耳炒 1 分钟。

4 调入生抽和蚝油炒匀即可关火，倒入葱丝余温炒匀即可。

小提示

黑木耳一定要彻底做熟再吃，以提高其所含的多糖成分的吸收利用。

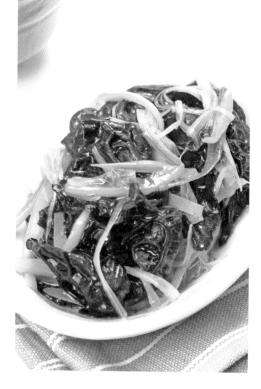

白萝卜山药粥

补肾利尿

材料 山药50克，白萝卜、大米各100克。

调料 香菜末8克，盐2克，香油3克。

做法

1 白萝卜去缨，洗净，切小丁；山药去皮，洗净，切小丁；大米淘洗干净。

2 锅置火上，加适量清水烧开，放入大米，用小火煮至八成熟，加入白萝卜丁和山药丁煮熟，加盐调味，撒上香菜末，淋上香油即可。

> **如何降低食物中钾的摄入量**
>
> 避免生食蔬菜；
>
> 炒菜时先用滚水烫过，倒掉汤汁再用油炒；
>
> 水果切小块，用开水泡。

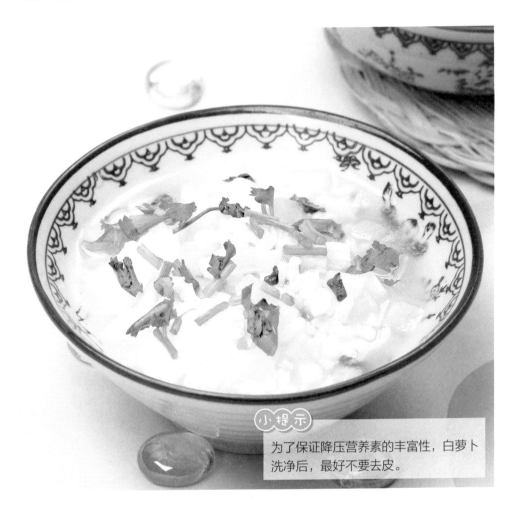

小提示

为了保证降压营养素的丰富性，白萝卜洗净后，最好不要去皮。

高血压合并脑卒中

脑卒中又叫中风、脑血管意外，是由高血压和动脉硬化引起脑血管损害的一种疾病。高血压是脑卒中最重要的危险因素，血压升高，长时间得不到控制，就会导致脑动脉硬化、管腔变窄或闭塞，导致脑卒中。脑卒中是高血压患者致死、致残的主要原因，严重威胁着患者的生命安全，所以在饮食上需要有区别于其他并发症的特殊要求。

限制脂肪和胆固醇的摄入

猪油、牛油、奶油等动物脂肪和蛋黄、鱼子、动物内脏、肥肉等胆固醇含量较高的食物，高血压患者要限量摄入，因为这些食物中所含饱和脂肪酸可使血中胆固醇浓度明显升高，促进动脉硬化，进而导致脑卒中。

补充优质蛋白

蛋白质摄入量不足或质量欠佳，会使血管脆性增加，易引起颅内微动脉瘤破裂出血。适量食用含优质蛋白质的食物，不仅对维持正常血管弹性及改善脑血流有益，还能促进钠盐的排泄，有利于防止脑卒中的发生。富含优质蛋白质的食物有鱼肉、鸡肉、鸭肉、兔肉、鸽肉等。

控制每天摄入的总热量

控制总热量的摄入，保持适宜体重。碳水化合物仍是热量的主要来源，每天碳水化合物的摄入量应占总热量的50%～60%。

忌吃腌渍等过咸食物

忌吃腌渍、腊味等咸味过重的食物，这些食物含钠量较高，对脑卒中患者健康不利。常见的过咸食物有咸菜、咸鱼、咸肉、泡菜、腊肉等。

多吃新鲜的蔬菜和水果

新鲜蔬菜和水果富含钾和多种维生素，能增强血管弹性，降低发生脑卒中的危险性，预防脑卒中的发生。尤其要常吃些番茄、洋葱等富含类黄酮、番茄红素的食物，对防止血管狭窄和栓塞有积极的作用。

饮食宜软烂，忌速度过快

高血压合并脑卒中患者宜吃细软、含丰富膳食纤维的食物，要避免食用坚硬、大块、多渣食物，忌进食速度过快。

宜吃与忌吃食物

谷物类： 玉米、燕麦、小米、荞麦、麦麸。

果蔬类： 白菜、番茄、茄子、魔芋、菠菜、西蓝花、洋葱、油菜、土豆。

肉蛋奶类： 猪瘦肉、去皮禽肉、脱脂牛奶。

水产菌类： 紫菜、海带、蘑菇、黑木耳、银耳、香菇、秋刀鱼、牡蛎。

其他类： 大蒜、橄榄油、菜籽油。

谷物类： 豆类，油饼、油条、油面筋等油炸食品，甜点。

果蔬类： 芦笋。

肉蛋奶类： 肥肉、猪皮、肥禽、动物油、动物内脏、奶油、蛋黄。

水产菌类： 蟹黄、鱼子。

其他类： 咸菜、酱菜、罐头、咖啡、浓茶。

◉ 食谱推荐

海米冬瓜

降压补脑

材料 冬瓜 500 克，海米 20 粒。

调料 葱花、姜末各 5 克，盐 3 克，料酒 10 克，植物油适量。

做法

1 冬瓜削去外皮，去掉瓤及籽，冲洗干净，切成片，沥去水；海米用温水泡软。

2 炒锅烧热，倒入油烧至六成热，放入冬瓜片炒至嫩绿时捞出控油。

3 锅内留少许底油，放入葱花、姜末炝锅，倒入水、盐、料酒、海米，烧开后放入冬瓜片，用大火翻炒均匀，待烧开后转小火焖烧至冬瓜透明入味即可。

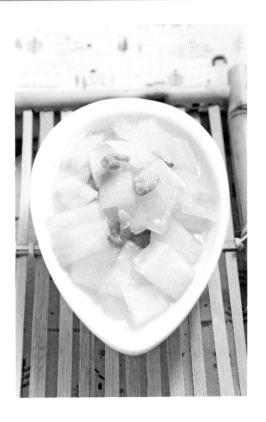

玉米面发糕

补钾降压，预防便秘

材料　面粉250克，玉米面100克，无核红枣30克，葡萄干15克，干酵母4克。

做法

1 干酵母化开，加面粉和玉米面揉成团，饧发，搓条，分割成剂子，分别搓圆按扁，擀成圆饼。

2 面饼放蒸屉上，撒红枣片，将第二张擀好的面饼覆盖在第一层上，再撒一层红枣片，将最后一张面饼放在最上层，分别摆红枣片和葡萄干。

3 生坯放蒸锅中，饧发1小时，再开大火烧开，转中火蒸25分钟即可。

如何让食物更软烂

食物清蒸；
肉块剁碎，用热水炖；
蔬菜切成碎丁；
盖上锅盖焖煮；
小火慢炖。

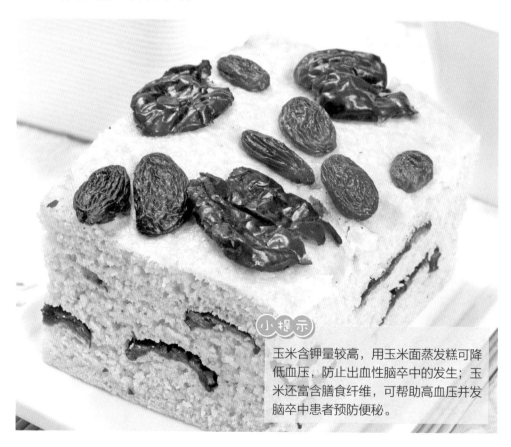

小提示

玉米含钾量较高，用玉米面蒸发糕可降低血压，防止出血性脑卒中的发生；玉米还富含膳食纤维，可帮助高血压并发脑卒中患者预防便秘。

高血压特殊人群的
三餐调养

妊娠高血压

妊娠高血压是妊娠期特有的疾病，是严重危害孕妇和胎儿健康的常见疾病之一，直接危及孕产妇和围产儿的生命安全，尤其是随着孕妈妈过度补养，使妊娠高血压发病率更高，因此妊娠期高血压的防治也就显得更加重要。

控制热量的摄入，避免孕期体重增加过快

肥胖是导致妊娠高血压的重要因素，因此怀孕期间一定要控制食物的摄入量。孕妇摄入热量应以每周增加体重500克为宜。对于已经肥胖的孕妇，每周增重250克为宜。

不同体型孕期建议体重增加值		
孕前 BMI	体型	建议体重增加值 / 千克
<18.5	消瘦	12.5~18
18.5~23.9	正常	11.5~16
24~27.9	超重	7.5~11.5
≥28	肥胖	6~6.8

控制盐和咸味食物的摄入

低盐饮食在防治高血压过程中发挥着重要作用。若每天食入过多的钠，会使血管收缩，导致血压上升，因此患有妊娠高血压的孕妈妈食盐的摄入量应每天限制在3~5克以内，同时少吃咸菜、泡菜、酸菜、火腿、香肠等高盐食物。

适当增加优质蛋白质的摄入

患妊娠高血压的孕妇，尤其是重度患者，因尿中丢失蛋白过多，常有低蛋白血症。因此，应及时摄入优质蛋白，以保证胎儿的正常发育。每日适宜补充的蛋白质量可参考体重决定，如体重60千克者，每天宜摄入60克蛋白质。

需要注意的是，如果高血压合并肾功能不全时，则应限制蛋白质的摄入。

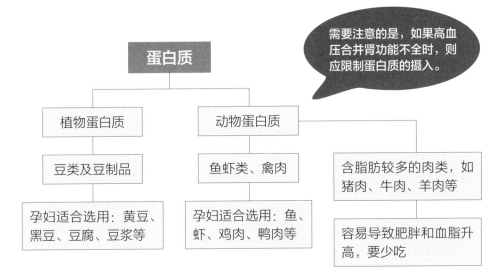

需要注意的是，如果高血压合并肾功能不全时，则应限制蛋白质的摄入。

适当补充胆碱和钾

胆碱：胆碱可降低血液中的脂肪、胆固醇水平，患妊娠高血压的孕妇适当补充胆碱，有利于保护血管健康，降低血压，预防动脉硬化。建议孕妇平时可适当吃一些鸡蛋、动物肝脏、花生等食物。

钾：钾可以对抗钠升高血压的不利影响，对血管有防护作用。建议妊娠高血压的孕妈妈平时可多吃一些芹菜、韭菜等含钾高的食物。

 大医生悄悄告诉你

妊娠高血压患者一定要做好产检，加强母体和胎儿的监测。同时，妊娠高血压患者情况很特殊，既要考虑控制血压，又不能影响胎儿的生长发育，因此一旦有任何不适都要随时咨询医生。

钙的消耗大，多吃一些高钙食物

钙不仅有助于胎儿的骨骼与牙床发育，而且能稳定血压或使血压有所下降。患妊娠高血压的孕妇最好多吃含钙丰富的食品，如奶制品、豆制品、鱼虾、芝麻等，也可适当补充钙剂。若为低钙血症，每天的钙摄入量可达 2000 毫克。需要注意的是，孕晚期补钙不宜过多，以免造成胎盘钙化。

妊娠高血压患者的几大生活细节

1.做血压监测：每天监测血压情况。

2.适量运动。

3.洗澡时注意水温，水温过高、过低都不好。

适量增加含锌和镁的食物摄入量

孕妇缺镁往往出现情绪不安、容易激动及妊娠高血压、水肿等症状，平时可适量多吃一些含镁的食物，如紫菜、菇类、绿叶蔬菜、豆类等。

患有妊娠高血压的孕妇血清中锌含量往往较低，若在饮食中供给充足的锌，能够增强孕妈妈的免疫力，因此可以适量多吃一些含锌丰富的鱼、牡蛎等海产品。

搭配丰富的蔬菜和水果

患有妊娠高血压的孕妇，饮食中要注意搭配丰富而新鲜的水果和蔬菜，以补充多种维生素和矿物质，有利于妊娠高血压的防治。建议孕妈妈可以在饮食中多添加以下蔬菜或水果。

蔬菜： 菠菜、芹菜、莲藕、黄豆芽、海带、莴笋、番茄、冬瓜、南瓜、黄瓜、茄子、黄花菜、茭白等。

水果： 苹果、梨、鲜枣、橘子、香蕉、山楂、西瓜、无花果等。

晨起饮一杯温开水，稀释血液

妊娠高血压患者最好每日清晨饮一杯温开水，这是因为一夜睡眠后，体内相对缺水，血液黏稠度高，早晨起来先喝一杯水，可稀释血液，有效预防脑血栓和心肌梗死的发生。

宜吃与忌吃食物

含钾丰富的食物，如菠菜、芋头、土豆、香蕉等，可以促进钠的排出。

富含膳食纤维的食物，如山药、红薯、苹果、黑木耳等，可促进钠的排出。

富含优质蛋白质及钙的食物，如奶及奶制品、大豆及豆制品等，有助于降低血压。

高盐、高脂肪食物，如腊肉、咸鸭蛋、咸鱼、咸菜、泡菜，这些食物吃多了易导致血压升高。

三餐食谱推荐

早餐	中餐	晚餐

一个 100 克的馒头
约 200 千卡

+

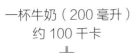

一杯牛奶（200 毫升）
约 100 千卡

+

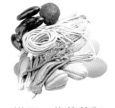

搭配一些蔬菜和
一个鸡蛋
约 140 千卡

+

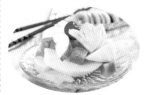

上午加餐 100 克水果
50～100 千卡

一大碗米饭 100 克
约 200 千卡

+

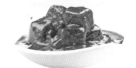

一份荤素搭配的主菜
（以番茄炖牛肉为例，
50～100 克牛肉为
60～120 千卡，番茄
100 克约 20 千卡）

+

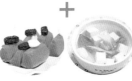

一份素菜（如红枣蒸南
瓜）和一碗蔬菜汤
约 70 千卡

+

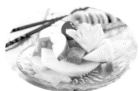

午餐 2 小时后
加餐 100 克的水果
约 50 千卡

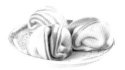

一个 100 克的花卷
约 200 千卡

+

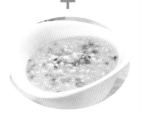

一碗香菇鸡肉粥（一碗
100 克的粥约 50 千卡）

+

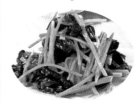

一份以素食为主的菜肴
（如胡萝卜炒木耳、蒜
薹鸡蛋等）
约 80 千卡

儿童高血压

儿童高血压的发生一般是与血管收缩及痉挛有关。由于其血管弹性良好，血压增高幅度亦较小，因此儿童原发性高血压的治疗原则是少用药、多调理。

饮食一大原则：三高三低

儿童高血压患者宜遵循"三高三低"的饮食原则，即高维生素、高纤维素、高钙，低盐、低脂肪、低胆固醇。

具体来说，也就是在日常饮食中多吃新鲜蔬菜、水果、豆制品，提倡食用植物油、瘦肉、鱼肉、鸡肉、牛奶等富含优质蛋白且含钙高的食物；口味宜清淡少盐，每日摄盐量应根据年龄严格控制，少吃油腻、辛辣、过咸、过甜的食物。

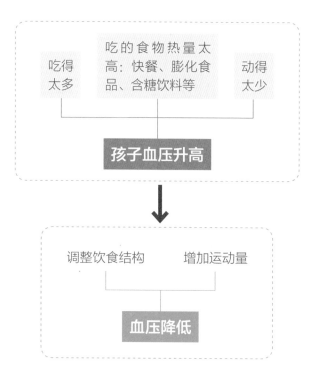

少吃一口饿不着，别过量饮食

肥胖，是高血压的诱因之一。临床发现，凡是体重超过正常值20%的，尤其是体重增长超过身高增长速度的孩子，是高血压最青睐的人群之一。这一点应该引起饮食越来越好、肥胖越来越多的孩子家长们的重视。

孩子正处于长身体的阶段，需要多吃一些食物，有些家长总是担心孩子吃不好、吃得少，总是想方设法让孩子多吃点，多给孩子增加点营养，但事实上，对于现在的孩子来说，营养过剩的问题要远远重于营养不足的问题，因此家长更应担心的不是孩子吃不饱、吃不好，而应注意别让孩子过量饮食、过度饮食。

保证充足的优质蛋白质

豆类蛋白可降低血浆胆固醇浓度，防止高血压的发生、发展。每周进食2~3次鱼类、鸡类蛋白质，可改善血管弹性和通透性，增加尿钠的排出，从而起到降压作用。此外，脱脂牛奶、酸奶、海鱼类等，对于降压也有一定作用。

增加钾、钙、镁的摄入量

钾的摄入与钠保持在2：1的比例。含钾高的食物有深色蔬菜、豆类、谷类、坚果类等。钙的摄入量每天应为800~1500毫克。应用利尿剂治疗高血压时需补充镁，每天每千克体重应达到8毫克。此外，还需补充锌，每天可口服50~200毫克。

孩子的食盐摄入量应更低一些

孩子的食盐摄入量应比成人更低一些，且孩子年龄越小，食盐摄入量更低。对此，英国食品标准局建议：11岁以上每天6克，7~10岁每天5克，4~6岁每天3克，3岁每天2克，婴儿的饮食中则不应加盐。

父母应该认真检查为孩子所购买的食品标签中的含盐量，并确保食盐摄入量在每日推荐用量之下。

不吃薯条、薯片等高盐零食

高钠饮食是诱发高血压的主要原因，孩子们钟爱的油炸薯片、薯条、各类膨化食品等均属于高盐食品，很多家长因为疼爱孩子，孩子们将薯条、薯片、快餐等当成家常便饭，导致其正常饮食中的蛋白质、碳水化合物、维生素及矿物质的摄入不足。

长时间食用这些食品，不仅会造成营养不均衡，还会使血液中的钠聚集过多，慢慢形成高血压，甚至会对心、肾造成严重伤害。

 大医生悄悄告诉你

儿童高血压最可怕的是知晓率低

儿童高血压相比于成人高血压具有不易被发现的特点，加上孩子不能准确表达症状，很容易漏诊。因此，这就需要父母要把预防孩子高血压这事儿放在心上，不要使孩子营养过剩、肥胖。对于家有肥胖儿童的家庭来说，父母更应该关注孩子的血压情况，不妨定期监测血压，一旦发现异常立即就医诊断治疗。

让过重儿童远离各类快餐

孩子都喜欢炸鸡、薯条、比萨、方便面等快餐食品，但这类高盐、高脂肪、高糖食品，都是引发儿童高血压的危险因素。据"盐分与健康共识行动组织"调查，每吃一顿快餐，所摄入的盐分就会超过每日最高摄盐量的1倍多，有些快餐食品中的含盐量甚至与海水一样高。因此，对于儿童，尤其是肥胖及高血压患者来说，这类食品都必须远离。

别让碳酸饮料和果汁上餐桌

碳酸饮料和各类果汁是孩子们喜欢的饮料，其中糖分含量都非常高，儿童饮用后可从中获得不少热量，进而影响到正餐进食，长期下来不仅易造成孩子蛋白质、某些维生素、矿物质和微量元素的摄入不足，而且也是造成儿童肥胖、高血压等病症的一大诱因。

让过重儿童积极减肥，多运动

运动既可消耗体内过多的热量，还能增大肺活量，增强心肺功能和心肌纤维收缩力，对孩子的智力和体力发育均大有裨益。肥胖儿童减肥的有效措施亦在于体育运动，并要辅以饮食限制。

对于父母来说，应坚决拒绝碳酸饮料和果汁上餐桌。若孩子特别想喝时，最好不购买成品，可自制少量果汁和蔬菜汁，能使孩子获得丰富的维生素、矿物质和微量元素。

宜吃与忌吃食物

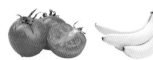　　　　

油脂：花生油、菜籽油等植物油。
蛋白质：蛋清、豆制品、低脂牛奶、酸奶等。
杂粮：小米、高粱、豆类、白薯等。
蔬菜：胡萝卜、番茄、黄瓜、冬瓜、黑木耳、香菇、洋葱、海带等。
水果：苹果、香蕉、西瓜、山楂等。
肉类：鱼、鸡肉、瘦肉等。

高脂、高胆固醇食物：动物内脏、蛋黄、动物油、洋快餐等。
垃圾食品：方便面、薯条、鱿鱼丝、牛肉干、薯片等。
饮料：碳酸饮料、果汁等。
肉类：肥肉、油炸食品、火腿、香肠、腌肉、午餐肉、肉松等。
补品：鱼肝油等。

三餐食谱推荐

 早餐

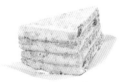

一份三明治
约 300 千卡

+

一份牛奶莲藕汁
约 120 千卡

+

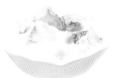

一份水果沙拉
约 80 千卡

中餐

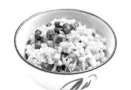

一份红豆饭
约 220 千卡

+

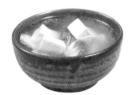

一份白菜豆腐
约 80 千卡

+

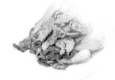

一份油菜肉片
约 150 千卡

+

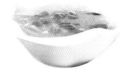

一份豌豆苗鸡蛋汤
约 100 千卡

晚餐

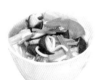

一份面条
约 200 千卡

+

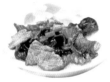

一份木耳炒肉
约 150 千卡

+

一份紫菜冬瓜
约 60 千卡

+

睡前加餐：牛奶一杯
（200 毫升）约 100 千卡

老年性高血压

目前，我国老年人（年龄≥65岁）高血压患病率高达49%。过去曾认为老年高血压是血压随年龄增长而升高的生理现象，不必治疗。但长期研究表明，老年高血压是危害老年人生存和生活质量的重要因素，积极治疗可明显降低脑卒中等重要心血管事件的危险性。

老年人味觉下降，更要警惕隐形盐

随着年龄的增长，老年人的味觉细胞功能渐渐下降，对食物味道的敏感性也下降了，对清淡鲜美的食物往往觉得淡而无味，不知不觉中放盐过多。

因此，建议老年人要多加警惕，防止在不经意的情况下摄入太多的盐，尤其是注意一些隐形盐的摄入，如酱油、醋、味精、鸡精、蚝油、豆瓣酱、辣酱、韭菜花、腐乳等多钠调味品，以及面包、饼干、蛋糕、点心、冰激凌、奶酪等甜品中的隐形盐。

 大医生悄悄告诉你

老年人收缩压高、舒张压不高更危险

有的老年人是收缩压（高压）升高，而舒张压（低压）不高，临床上叫做"单纯性收缩期高血压"。

老年人治疗高血压的主要目的是降低收缩压，但是当收缩压降低的时候，舒张压也会降低，如果逐渐下降，要控制收缩压，如果不能及时控制收缩压，大动脉硬化程度加重，收缩压将越来越高，而舒张压越来越低，这是相当危险的。

对于这种情况，非药物治疗主要包括调节生活规律、保持平和的情绪、避免肥胖、限盐、戒烟戒酒等，这是所有高血压患者都需要的基础治疗，而对于一些特殊个体而言，如果仅靠饮食调节不了，就要在医生的指导下合理配合药物治疗。

避免肥胖，保持理想体重

肥胖是高血压病的危险因素之一，老年人因为运动、热量消耗等原因，多较肥胖，尤其多发腹部脂肪堆积和向心性肥胖，更易引发高血压。因此，对于老年高血压患者来说，控制热量摄入，保持理想体重是防治高血压的重要措施之一。

消化能力降低，每餐八分饱为宜

中老年人的消化功能不比年轻人，他们的肝脏与肠道功能随着年龄的增加在逐渐下降，过饱易引起消化不良。同时，吃得过饱可使膈肌位置上移，影响心、肺的正常功能和活动。另外，消化食物需要大量的血液集中到消化道，心、脑供血相对减少，极易引发脑卒中。老年人应该少吃多餐，避免出现暴饮暴食的现象。

少去餐馆就餐

影响血压高低的重要因素是钠，而饮食中的钠主要来源于盐、味精、鸡精等调味品。人们在家吃饭时已经开始意识到要限盐限油，可一到外面吃饭，这些就完全不受控制了。而为了口感更好，饭店里的厨师往往会在做菜时加很多的盐和味精。每天在家吃饭，可控制盐、鸡精、味精的摄入。

多吃一些富含维生素 C 的食物

如蔬菜、水果富含维生素 C。新近的研究发现，在老年高血压病患者中，血液中维生素 C 含量最高者，其血压最低。据此认为维生素 C 具有保护动脉血管内皮细胞免遭体内有害物质损害的作用。

保证膳食中钙的摄入量

研究报告指出，每日膳食摄入钙 800~1000 毫克，可防止血压升高。流行病学调查资料证明，每日平均摄入钙 450~500 毫克的人群比摄入钙 1400~1500 毫克的人群，患高血压病的危险性高出 2 倍。有人估计人群日均摄钙量若提高 100 毫克，可使收缩压平均下降 2.5 毫米汞柱，舒张压平均下降 1.3 毫米汞柱。近年来风行各地的醋蛋疗法有明显的降血压效果，钙的摄入增加可能是原因之一。

老年高血压患者需注意的生活细节

1. 衣着要宽松，不要过紧，腰带不要扎得过紧。

2. 养成适当午睡的习惯，睡觉时最好选择右侧位。

3. 醒后不要立即起来，要先缓一缓，再缓慢起床，以避免突然站立引起头晕。

4. 控制情绪，避免大怒、生气等负面情绪。

限制脂肪摄入量

食物脂肪的热量比应控制在 25% 左右，最高不应超过 30%。食用油宜多选用植物油，如橄榄油、葵花子油、花生油、大豆油、茶油等。其他也宜选用低饱和脂肪酸、低胆固醇的食物，如蔬菜、水果、全谷类、鱼、禽、瘦肉及低脂乳等。少吃肥肉及各种动物性油脂，控制动物脑、鱼子等高胆固醇食物。

适当多吃膳食纤维含量高的食物

膳食纤维可抑制胆固醇的吸收，有利于预防动脉硬化的发生，同时可通便，对降低体重、改善老年人便秘有一定帮助。中老年在日常饮食中不妨适量增加一些高膳食纤维的食物，如粗粮、杂粮，以及绿叶蔬菜、芹菜、香蕉等。

忌过量饮酒

过量饮酒可使老年高血压患者胃黏膜萎缩，容易引起炎症和出血，还容易引起肝硬化。如要饮酒，建议一定要控制饮酒量，每日不超过 50 克，同时最好选择葡萄酒。

宜吃与忌吃食物

  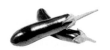

主食：米饭、粥、面食、芋类、软豆类。
肉蛋类：嫩牛肉、猪瘦肉、鱼、蛋、牛奶及豆腐、黄豆粉、豆腐丝等豆制品。
油脂：橄榄油、大豆油等植物油。
蔬菜：菠菜、白菜、胡萝卜、番茄、百合根、南瓜、茄子、黄瓜、藻类、菌类等。
水果：苹果、桃、橘子、梨、葡萄、西瓜等。

油脂：动物油、熏肉、油渍沙丁鱼等。
肉蛋类：五花肉、排骨肉、无鳞鱼、香肠等肉类加工品、咸鸭蛋、松花蛋等。
主食：番薯、干豆类等胀气类食品，以及味道浓郁的饼干、面包类。
蔬菜：竹笋等。

三餐食谱推荐

| 早餐 | 中餐 | 晚餐 |

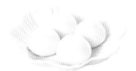

一个 100 克的馒头
约 200 千卡

\+

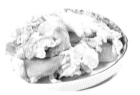

一份苦瓜炒蛋
约 150 千卡

\+

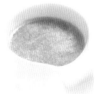

一杯果蔬汁
约 120 千卡

\+

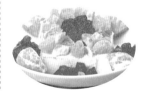

上午加餐水果 100 克
50～100 千卡

一大碗米饭 200 克
约 200 千卡

\+

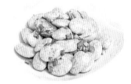

一份蒜香芸豆
约 150 千卡

\+

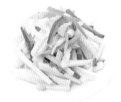

一份双椒脆炒藕丝
约 120 千卡

\+

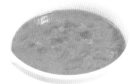

一份蘑菇洋葱汤
约 100 千卡

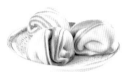

一个 100 克的花卷
约 200 千卡

\+

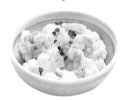

一份虾仁烩菜花
约 90 千卡

\+

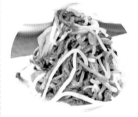

一份拌炒蔬菜
约 150 千卡

\+

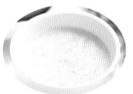

一杯猕猴桃橘子汁
约 120 千卡

Q 高血压患者能不能吃发面食品？

大医生答：发面食品分为两类，即一类是自然发酵，再加入食用碱来中和发酵产生的酸。食用碱的成分是碳酸钠或碳酸氢钠，经常食用这类面食，相当于增加了钠的摄入量。另一类发面食品用酵母发酵，则不存在这个问题。所以高血压限钠者应注意选择。

Q 高血压患者可以吃火锅吗？

大医生答：火锅汤底和食材中含有较多的脂肪和糖类，此外，吃火锅后饮用冷饮会使肠胃中的血管收缩，造成血压短时间内极其不稳定，进而使高血压患者出现头晕，严重时可诱发心肌梗死、脑卒中。因此，高血压患者最好不吃火锅。如果实在想吃，要注意少选脂肪含量高的食材，少喝饮料，不喝汤底，并在吃完火锅后吃些水果。

Q 高血压患者为什么必须减少糖的摄入？

大医生答：高血压患者摄入过多的糖分，会在体内产生大量热量，当超过生理需要时，剩余的热量就会转化为脂肪贮存在体内，使机体发胖，体重增加，机体就会通过提高血压来满足超重部分的血液供应。

此外，过多的脂肪还易在血管壁上形成胆固醇沉积，促发动脉硬化的形成，加重高血压。

Q 为什么高血压患者不宜饱餐？

大医生答：饱餐一方面加重胃肠负担，容易导致消化不良，并且由于血液过多流向胃肠，也容易诱发脑供血不足，从而引起脑卒中的发生。另一方面，经常饱餐会造成肥胖，过剩的脂肪沉积在血管壁，导致动脉粥样硬化的形成。高血压病本身就易引起动脉粥样硬化，若再经常饱食造成肥胖，会加速动脉硬化的进程，更易发生脑卒中和冠心病等并发症。因此，高血压患者一定要适当控制食量，勿食过饱。

Q 为什么高血压患者不能摄入过多味精?

大医生答: 味精的主要成分是谷氨酸钠,其在体内会分解形成谷氨酸和钠离子,相当于另一种形式的"盐"。过食味精可造成体内水钠潴留,导致血管管腔变细,血管阻力升高,同时血容量升高,加重心、肾负担,进一步使血压升高。因此,高血压患者最好少吃或不吃味精。

Q 喝葡萄酒降血压吗?

大医生答: 葡萄酒是有益健康的,因为含有多种抗氧化成分,可抗癌、抗辐射等,虽然其所含的白藜芦醇成分有降血压的效果,但是普通红酒中白藜芦醇的含量并不高,根据美国有关白藜芦醇膳食补充剂的建议,每天宜服用 4mg 白藜芦醇,如果换算成普通红酒是很难达到这个剂量的。因此对于高血压人群来说最好不要因此而过分迷恋红酒。

Q 高血压患者不宜多食肉,那完全吃素好吗?

大医生答: 一味吃素并不能让身体更健康,反而会因营养素的缺失而引发其他疾病,最常见的就是缺铁性贫血、骨质疏松、抑郁,甚至神经系统受损。高血压患者在以素食为主的膳食结构中适量增加动物性食物,不但可以使食物中的营养成分互补,也有利于保持体液环境的酸碱平衡。如坚持食素,也要讲究科学搭配,若要通过多吃豆类补充优质蛋白质,还应多吃富含铁质和维生素 C 的食物。

Q 高血压患者怎么吃零食?

大医生答: 高血压患者吃零食应讲究适时、适宜和适量,时间安排在两正餐中间,特别是两正餐相隔时间超过 6 小时以上时,更应增加一次零食。应选择富有营养,但热量、脂肪含量不太高的食物,可以在两餐之间吃一些含钾高的水果,如橙子、苹果、香蕉、哈密瓜,或豆浆、红薯、煮土豆等零食,也可以是一个鸡蛋加一小碗稀饭,或者一小碗肉丝面等。偶尔也可适量选择坚果类,如花生、瓜子、开心果、榛子、核桃等。

哪些生活行为容易使高血压发病

1 极度兴奋、悲伤、恐惧，可导致血压骤然升高。

2 看刺激性强的电视，容易导致血压升高、心率加快，诱发高血压及脑血管意外。

3 突然扭动头颈部。

4 洗头。大部分人洗头时的姿势是站立前屈位，这种姿势对高血压患者来说，会使心肌耗氧量增加，心脏负担加大，容易引发心肌梗死或心绞痛。

5 洗澡。在热水或冷水的刺激下，血压易出现较大波动。

6 排便动作。排便时腹压加大，可使血压骤然升高。特别是因便秘用力过猛或过久时，血压会升得更高。

7 性生活。性生活时情绪易激动，会使心跳加快、血压明显升高。收缩压超过 170 毫米汞柱的高血压患者应尽量避免性生活。

高血压病患者洗澡时应该注意什么

1 饭后不宜马上洗温水澡。进食后大量的血液流向消化系统，此时洗澡会因皮肤血管的扩张和血流量的增加导致大脑和心脏的供血减少，发生心脑血管意外。

2 水温不宜太热。水温过热会使皮肤血管扩张，引起血压升高，易发生心脑血管意外。

3 洗澡时间不宜过长。洗澡时间过长，浴室内的氧含量会明显下降，二氧化碳含量会明显升高，容易诱发心绞痛。

4 洗澡时动作不宜过快或过猛。如果身体前倾过猛或突然下蹲，容易发生脑血管意外或心肌缺血。